知っておきたい！
栄養の基本がわかる本

栄養検定公式テキスト

一般社団法人栄養検定協会

は じ め に

　私たちは、毎日、食品を食べることによって生命を維持しています。何をどう食べると美味しいのか、また、健康に良いのかといった情報は世の中に溢れており、テレビやインターネット、書籍などで簡単に手に入れることができます。一方で、そうした情報の受け手である私たちには、溢れる情報を生かし、あるいは取捨選択するために必要な基礎となる知識が不足していると感じることも多いのではないでしょうか。何をどのように食べ、また食べたものがどのように消化・吸収・代謝されるのか、そのしくみを知ることは、私たちの健康を維持する上で大変重要なことと言えます。

　本書は、2017年3月から始まる栄養検定®の公式テキストとして作成しています。内容は、栄養士を目指して勉強するために使われる栄養学の教科書のうち、基本的なものを中心に、食事をし、栄養素を体内に取り込むことのしくみや、バランスのよい食べ方が体系的に理解できるよう、一般の方向けに作成しています。検定の受験をされる方だけでなく、男性、女性、様々な年代の方が、この本を通して何気なくとっている食事の大切さ、体のしくみのすばらしさに触れ、自らの健康維持に役立てていただくことが出来れば、この上ない喜びです。

　本書を作成するにあたり、女子栄養大学教授　川端輝江先生には、一方ならぬお世話になりました。この場を借りて厚く御礼申し上げます。

平成28年11月

一般社団法人栄養検定協会　代表理事
松崎　恵理

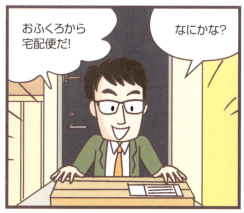
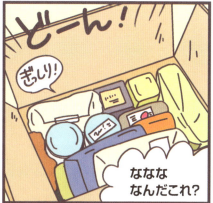
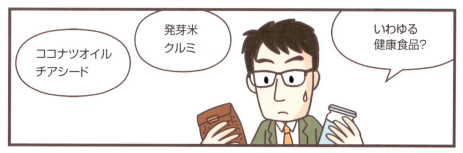
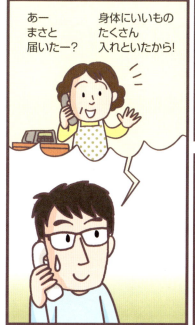
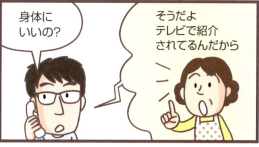
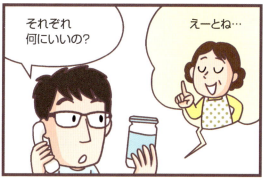

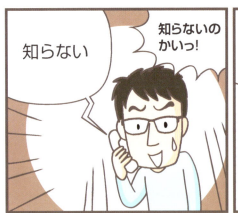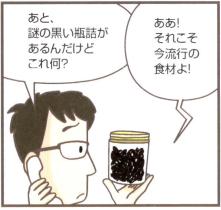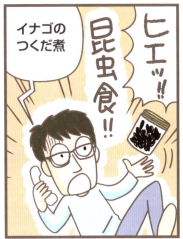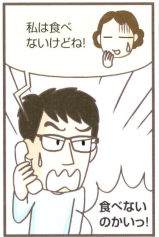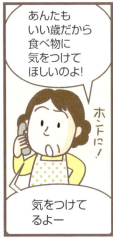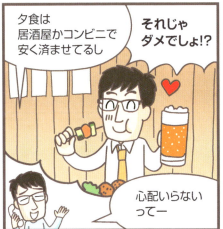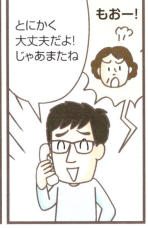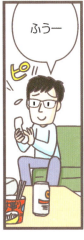

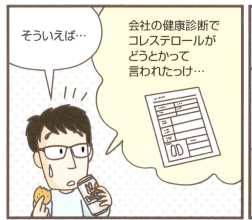
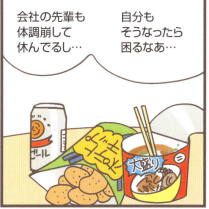
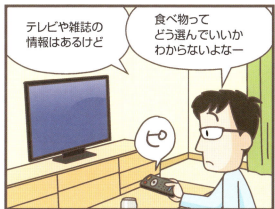
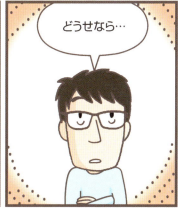
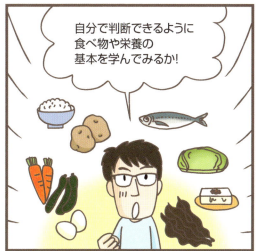
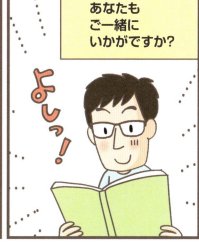

第1章 栄養とは何か … 1

- **食事の意義** … 2
- **栄養とは** … 2
- **栄養と健康** … 3
  - (1) 欠乏症 … 3
  - (2) 過剰症 … 3
- **遺伝子と栄養** … 4
  - (1) 遺伝子とは … 4
  - (2) たんぱく質の合成 … 6
  - (3) 生活習慣病と遺伝子多型 … 7
  - (4) 遺伝子変異による影響 … 7
    - 1) レプチン … 7
    - 2) β3アドレナリン受容体遺伝子 … 7
    - 3) アンジオテンシノーゲン遺伝子 … 8
    - 4) ALDH2（アセトアルデヒド脱水素酵素）遺伝子 … 8
  - (5) 体細胞遺伝子の変異（がん） … 8
- 練習問題 … 10

第2章 消化・吸収 … 13

- **消化のしくみ** … 14
  - (1) 消化・吸収とは … 14
  - (2) 消化の調節 … 14
- **消化管と消化腺** … 16

(1) 口腔	16
(2) 胃	16
(3) 小腸	17
(4) 大腸	19
(5) 膵臓	20
(6) 肝臓	20
栄養素の消化・吸収	22
(1) 栄養素の消化・吸収と輸送経路	22
(2) たんぱく質の消化・吸収	24
(3) 糖質の消化・吸収	25
(4) 脂質の消化・吸収	26
(5) ビタミンの消化・吸収	27
(6) ミネラルの消化・吸収	28
(7) 発酵と吸収	28
練習問題	30

第 3 章　たんぱく質の働き　　33

たんぱく質の種類	34
たんぱく質の構造	35
アミノ酸とは	35
たんぱく質の質	36
たんぱく質の代謝	38
(1) 代謝回転	38
(2) アミノ酸プール	38
(3) 食後のたんぱく質代謝	38
(4) 食間のたんぱく質代謝	38
(5) エネルギー代謝とたんぱく質	39
たんぱく質の体内での働き	39
たんぱく質の摂取量	39
練習問題	40

ii

第4章 炭水化物の働き

- Ⅰ 糖質 44
- **糖質の種類** 44
- (1) 単糖類 44
- (2) 少糖類(オリゴ糖) 44
- (3) 多糖類 44
- **糖質の体内分布** 45
- **糖質の代謝** 46
- (1) 糖質の代謝経路 46
- (2) 食間の糖質代謝 48
- (3) 各臓器の役割 48
  - 1) 肝臓 48
  - 2) 筋肉 48
  - 3) 脂肪組織 48
- **血糖の調節** 49
- (1) インスリンの作用 49
- (2) 血糖曲線 50
- (3) コリ回路 51
- **他の栄養素との関係** 51
- (1) 脂質、糖質間の変換 51
- (2) ビタミンB_1との関係 51
- (3) 糖質のたんぱく質節約作用 52
- **糖質の摂取量** 52
- Ⅱ 食物繊維 53
- **食物繊維の種類** 53
- **食物繊維の働き** 53
- **食物繊維の摂取量** 54
- 練習問題 56

第5章 脂質の働き 59

脂質の種類 60
(1) 中性脂肪 60
(2) コレステロール 61
(3) リン脂質 61
(4) 脂肪酸 61
　1) 炭素鎖の長さによる分類 62
　2) 不飽和脂肪酸の分類 62

脂質の代謝 64
(1) リポたんぱく質の種類と働き 64
(2) 空腹時の脂質代謝 65
(3) 脂肪酸の代謝 65
　1) β酸化 65
　2) ケトン体 66
(4) コレステロールの合成と調節 67
(5) 胆汁酸の腸肝循環 67

脂質の摂取量と質 68
(1) 脂肪エネルギー比率 68
(2) 必須脂肪酸 68
(3) n-6系脂肪酸とn-3系脂肪酸 68
(4) エイコサノイド 70

練習問題 72

第6章 ビタミン 75

Ⅰ 脂溶性ビタミン 76
ビタミンA（レチノール） 76
カロテノイド 77
(1) プロビタミンAとしての作用 77

ビタミンD（カルシフェロール）	78
ビタミンE（トコフェロール）	80
ビタミンK	81
Ⅱ 水溶性ビタミン	82
ビタミンB$_1$（チアミン）	82
ビタミンB$_2$（リボフラビン）	83
ビタミンB$_6$（ピリドキシン）	84
ビタミンB$_{12}$（コバラミン）	85
ナイアシン	86
パントテン酸	87
葉酸	88
ビオチン	89
ビタミンC	90
ビタミンの機能と他の栄養素との関係	91
(1) 補酵素	91
(2) 抗酸化ビタミン	91
(3) エネルギー代謝とビタミン	92
(4) カルシウム代謝とビタミン	92
(5) ビタミンに似た物質	92
練習問題	94

第7章　ミネラル（無機質）　　97

ミネラルの機能	98
カルシウム	100
リン	101
マグネシウム	102
ナトリウム	103
カリウム	104
鉄	105
亜鉛	106

銅	107
マンガン	108
ヨウ素	109
セレン	110
クロム	111
モリブデン	112
練習問題	114

第8章 機能性成分　117

機能性成分とは	118
機能性成分の種類	118
(1) ポリフェノール	118
(2) フラボノイド	118
(3) イオウ化合物	118
(4) リグナン類	119
(5) βグルカン	119
(6) フコイダン	119
(7) たんぱく質類	119
(8) 乳酸菌	120
練習問題	124

第9章 水と電解質の代謝　127

水の機能と分布	128
(1) 物質の溶媒	128
(2) 体温の調節	128
(3) 水の出納	128
1) 供給される水	128
2) 排泄される水	129
3) 脱水と浮腫	129

▓ **電解質の代謝**	130
(1) 電解質の分布	130
(2) 浸透圧	130
(3) 体液のpH	130
練習問題	132

第10章 エネルギー代謝　135

▓ **エネルギーの定義**	136
▓ **物理的燃焼値と生理的燃焼値**	137
(1) PFC比率	137
▓ **基礎代謝量と安静時代謝量**	138
▓ **活動時代謝量**	138
(1) 活動時のエネルギー消費量の算定	138
(2) 食事誘発性熱産生	139
▓ **臓器別安静時エネルギー代謝量**	139
練習問題	140

第11章 バランスのよい食べ方　143

▓ **食事摂取基準**	144
(1) 食事摂取基準とは	144
(2) 指標	144
▓ **食事バランスガイド**	145
▓ **食品を分類してバランスをとる方法**	146
(1) 3色食品群	146
(2) 6つの食品群	147
(3) 4つの食品群(四群点数法)	147
1) 第1群のとり方	148
2) 第2群のとり方	148
3) 第3群のとり方	148
4) 第4群のとり方	150

▌ 油脂と調味料の栄養成分	151
(1) 油脂	151
(2) 調味料	151
▌ 食品成分表	153
▌ 保健機能食品	153
(1) 特定保健用食品(トクホ)	154
(2) 栄養機能食品	154
(3) 機能性表示食品	154
(4) 特別用途食品	154
▌ 時間栄養学	155
練習問題	156

第12章 ライフステージ別の栄養　159

▌ 妊娠期の栄養	160
(1) 妊娠期	160
(2) 妊産婦に必要な栄養	161
▌ 授乳期の栄養	162
(1) 授乳期	162
(2) 授乳婦の栄養	162
(3) 母乳の栄養	162
(4) 乳児期の栄養	163
▌ 成長期の栄養	163
(1) 幼児期	163
(2) 学童期	164
(3) 思春期	164
▌ 成人期の栄養	165
(1) 成人期の特徴	165
(2) 成人期の栄養	166
▌ 高齢期の栄養	166
練習問題	168

第13章 生活習慣病と栄養　　171

- メタボリックシンドローム　172
- 糖尿病　172
- 脂質異常症　174
- 痛風　174
- 高血圧　177
- 脂肪肝　177
- 腎臓病　178
- 動脈硬化性疾患　178
- 練習問題　180

第 **1** 章

栄養とは何か

第1章 栄養とは何か

食事の意義

　食事は、生命を維持し、生活活動を行うために必要な栄養素を補給します。見た目も美しくおいしい食事をとることは、単に栄養素を補給するだけではなく、生活を楽しみ精神的な充足感をもたらすという要素も含んでいます。しかしながら、食事は、毎日のことであるが故に、健康の根幹であるにも関わらず、おろそかになりやすいものでもあります。食事内容が過剰であったり不足であったりしても、その内容を自覚することは難しく、不適切な食事が長期間続くことによってもたらされる病変に気づいて、初めて食事内容が不適切であったことに気づくことも少なくありません。そして、食生活の改善に取り組みよりよい身体状況をつくろうとしても、薬の効果と違い食事による効果はすぐには現れないことを認識しておくことが肝要です。

　つまり、日々の食事を大切にする積み重ねが健康な体を維持することにつながるのです。

栄養とは

　ヒトは、生きていくために食事として「栄養素」を摂取し、消化吸収することで体内に取り込み、**代謝**し、体を構成する成分やエネルギーとして利用します。また不要になった物質は体外に排泄します。この一連の生命の営みのことを「栄養」といいます。

　「栄養素」は、「栄養」にために体外から取り入れる物質のことであり、「栄養素」と「栄養」は意味が異なります。「栄養素」には、糖質、脂質、たんぱく質、ビタミン、ミネラルの5大栄養素があり、食物繊維、水なども栄養素と考えます。

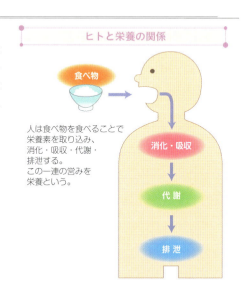

ヒトと栄養の関係

人は食べ物を食べることで栄養素を取り込み、消化・吸収・代謝・排泄する。
この一連の営みを栄養という。

重要語句　**代謝**：代謝（metabolism）とは、生命維持のために食物を摂取し、体内に吸収された物質が化学的変化を受ける化学反応のことをいいます。

栄養と健康

(1) 欠乏症

　栄養素やエネルギーが不足すると健康に大きな影響を及ぼします。代表的な重度栄養失調症としては、クワシオコールとマラスムスがあります。クワシオコールは、著しくたんぱく質が欠乏した状態で、腹部が膨張するという特徴があります。これは、極度のたんぱく質不足により浮腫、腹水、免疫力の低下が起こるためです。マラスムスは、たんぱく質欠乏に加えてエネルギーも不足している状態で体重の著しい減少が特徴です。これは、エネルギー不足を補うために筋たんぱく質が分解されるからです。

　こうした欠乏症は、発展途上国の子どもたちに多く見られますが、日本においても悪性腫瘍や、肝硬変の患者、高齢者などに見られ、筋肉の減少によって日常生活に影響を与え、QOL（生活の質）の低下を招く原因となります。

　ビタミンやミネラルの主な欠乏症としては、夜盲症（ビタミンA）、くる病（ビタミンD）、脚気（ビタミンB_1）、壊血病（ビタミンC）、骨粗しょう症（カルシウム）、味覚障害（亜鉛）、貧血（鉄）などがあります。

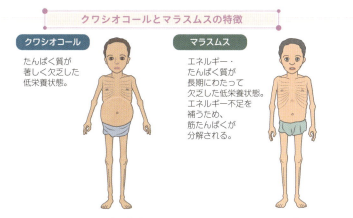

クワシオコールとマラスムスの特徴

クワシオコール　たんぱく質が著しく欠乏した低栄養状態。

マラスムス　エネルギー・たんぱく質が長期にわたって欠乏した低栄養状態。エネルギー不足を補うため、筋たんぱくが分解される。

(2) 過剰症

　エネルギーを過剰に摂取すると、体に脂肪が蓄えられ肥満となります。日本肥満学会における肥満の定義は、**BMI** 25以上とされています。肥満は、皮下脂肪型肥満と内臓脂肪型肥満に分けられ、内臓脂肪型肥満を特に「メタボリックシンドローム」といいます。メタボリックシンドロームは、糖尿病、高血圧症、脂質異常症などの生活習慣病や、動脈硬化性疾患を発症するリスクが高くなります。過食と運動不足による体脂肪の蓄積や食塩の過剰摂取は、**血糖値**や

重要語句

BMI：BMIの計算式は、体重(kg)÷身長(m)^2。日本人の食事摂取基準2015年版における目標とするBMIの範囲は、18〜49歳で18.5〜24.9、50〜69歳で20.0〜24.9、70歳以上で21.5〜24.9です。

血糖値：血糖値が基準値の半分以下になると脳組織は正常に機能しなくなります。血糖値を基準値で維持することは、脳・神経系にとって非常に重要です。

血圧を上昇させ、脂質代謝異常を引き起こし、動脈硬化による心筋梗塞や脳卒中発作の要因となるのです。

脂溶性ビタミンについては、体内に蓄積されやすいため、過剰症を起こしやすく注意が必要です。

遺伝子と栄養

(1) 遺伝子とは

ヒトの体は60兆個の細胞で出来ています。1個の受精卵が細胞分裂によって2個、4個、8個、16個、32個と増え、ヒトの体が作られていきます。細胞が分裂するときに同じDNA（デオキシリボ核酸）が複製されるため、60兆個の細胞はすべて同じDNAを持つことになります。

ヒトの細胞の核内には、遺伝情報が書き込まれた染色体が入っています。染色体は、ヒストンというたんぱく質に巻き付いたDNAで出来ています。DNAは、五炭糖、リン酸と4種類の塩基が結びついた核酸の構成単位であるヌクレオチドがいくつも連結して1本の長い鎖をつくり、その鎖2本が二重らせん構造になっています。4種類の塩基配列の組み合わせによって様々な遺伝情報が伝えられています。遺伝子は、DNAによって伝えられるたんぱく質を合成するために必要な情報のことです。ヒトの遺伝子はおよそ3万〜4万個あるとされていますが、その99.9％は万人に共通のものであり、残りの0.1％の違いが個人差となります。そして、こうした遺伝情報全体を総称してゲノムといいます。

DNAの構造

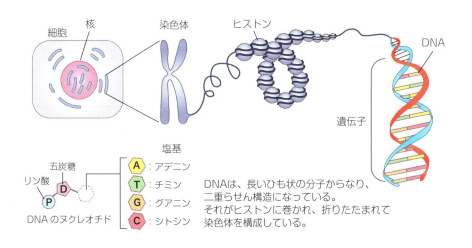

DNAは、長いひも状の分子からなり、二重らせん構造になっている。
それがヒストンに巻かれ、折りたたまれて染色体を構成している。

第1章　栄養とは何か

肥満と関連する病気や症状

2型糖尿病	インスリンの不足や作用低下により発症。糖尿病網膜症、糖尿病腎症、糖尿病神経障害などの合併症を引き起こす。
脂質異常症	LDLコレステロールまたは中性脂肪の増加、HDLコレステロールの減少した状態。動脈硬化などの原因となる。
動脈硬化症	動脈の血管壁に脂質が蓄積し、血管内腔が狭くなった状態。狭心症や心筋梗塞などを起こしやすくなる。
高尿酸血症・痛風	血液中の尿酸値が高くなる(高尿酸血症)。足の指などに尿酸の結晶ができ、強い痛みを感じる(痛風)。
高血圧	動脈硬化を促進し、心臓・血管・腎臓などの負担が大きくなる状態。
脂肪肝	肝臓の細胞に脂肪が蓄積した状態。
変形性関節症	膝などの関節が変形し、痛みを感じたり、関節が動かしにくくなる。
睡眠時無呼吸症候群	睡眠中に呼吸が一時的に停止する。睡眠不足になり、日中にも眠気をもよおす。

ビタミンの過剰症

ビタミンA	急性：吐き気、嘔吐、頭痛、脳せき髄液圧上昇 慢性：体重低下、脱毛、筋肉痛、関節痛、骨障害、脂肪肝、甲状腺機能低下、奇形児の発生（妊婦）、骨の異常（小児）
ビタミンD	高カルシウム血症、腎障害、軟組織の石灰化障害、骨折、動脈硬化
ビタミンK	嘔吐、腎障害、貧血
ナイアシン	下痢、肝機能障害
ビタミンB$_6$	感覚性末梢神経障害

ミネラルの過剰症

ナトリウム	高血圧
リン	カルシウムの吸収を妨げる、副甲状腺機能亢進
カルシウム	食欲不振、脱力、腎・尿路結石、幻覚
鉄	ヘモクロマトーシス(血色素沈着症)
マグネシウム	低血圧、傾眠
カリウム	腎機能障害、不整脈
銅	溶血性黄疸
ヨウ素	甲状腺腫
マンガン	鉄欠乏性貧血、低血圧、傾眠
セレン	皮膚障害、脱毛、貧血、呼吸障害、肝硬変
亜鉛	貧血、発熱、胃部不快感
クロム	肝臓障害、腎臓障害、肺がん
モリブデン	成長障害、貧血

? 語句解説
傾眠：意識がなくなっていく第一段階で、うとうとしていて睡眠に陥りやすい状態。

(2) たんぱく質の合成

　たんぱく質の合成は、遺伝子から転写（RNA生成）、翻訳などの各プロセスを経て行われます。体を構成する細胞はすべて同じゲノムを持ちますが、肝臓、筋肉、脂肪などそれぞれ体の部位によって細胞の機能は異なります。DNAから転写されたRNAの遺伝情報をもとに様々なたんぱく質が合成されることを遺伝子発現といいますが、遺伝子発現ではそれぞれの細胞の機能に必要なたんぱく質を必要な時に必要なだけ作るように調節されています。RNAを合成する際の調節に関わるたんぱく質のことを転写因子と呼びます。こうした遺伝子発現には個人差があり、遺伝子のわずかな差によって合成されるたんぱく質の量や生理機能の個人の差となって現れます。このような差は、個々人の太りやすい、血圧が上がりやすいなどといった体質の違いに影響していると考えられます。

　また、摂取した栄養素は代謝に関わるたんぱく質合成の調節に関与し、直接遺伝子発現に関わる場合もあります。例えば、ビタミンAやD、鉄などは細胞核内に入り込み、核内受容体と結合して直接遺伝子に作用してたんぱく質を合成させます。

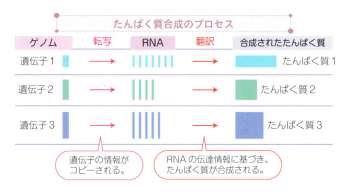

酵素ってなんだ？

　酵素は、摂取した栄養素を様々な生体物質に変換する化学反応の触媒です。非常に大きなたんぱく質の分子でできています。酵素たんぱく質は、高温で煮たり、強酸や強アルカリの環境では失活します。酵素はその作用によって以下の6つの系統に分けられています。

- ・酸化還元酵素　・転移酵素　・加水分解酵素　・除去付加酵素
- ・異性化酵素　・合成酵素

重要語句
RNA：リボ核酸。たんぱく質の合成に関与します。一般にDNAを鋳型として合成され、メッセンジャーRNA、トランスファーRNA、リボソームRNAの3種があります。

(3) 生活習慣病と遺伝子多型

個人の遺伝子の差は、DNAの塩基配列の違いによる差です。ヒトのDNAにはおよそ30億個の塩基対があり、同じ部分の塩基配列の違いが集団の1%以上の頻度で存在する場合を遺伝子**多型**といいます。1つの塩基の違いによって起こる遺伝子多型を一塩基多型(single nucleotide polymorphism)といい、頭文字をとってSNP(スニップ)といいます。ヒトゲノムの中には、300万〜1000万か所のSNPがあるとされており、これらSNPは個人の体質や生活習慣病の発症に関与するとされています。

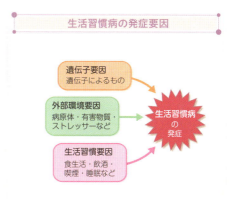

生活習慣病に関わる主な遺伝子

	遺伝子の名称
肥満に関わる遺伝子	レプチン受容体遺伝子、β3アドレナリン受容体遺伝子、UCP3(脱共役たんぱく質3)遺伝子など
糖尿病に関わる遺伝子	インスリン受容体遺伝子など
脂質異常症に関わる遺伝子	LDL受容体遺伝子、リポたんぱく質リパーゼ遺伝子、アポたんぱく質E遺伝子など
高血圧症に関わる遺伝子	アンジオテンシノーゲン遺伝子

(4) 遺伝子変異による影響

1) レプチン

レプチンは、脂肪細胞から分泌され、食欲を抑制しエネルギー消費を高めます。レプチン遺伝子又はレプチン受容体遺伝子に変異があるとレプチンの働きが悪くなり、肥満となります。

2) β3アドレナリン受容体遺伝子

β3アドレナリン受容体は、**カテコールアミン**と結合し、脂肪細胞に蓄積された脂肪の分解を促進します。しかし、β3アドレナリン受容体遺伝子に変異があるとカテコールアミンの作用が脂肪細胞に伝達されず、正常の人に比べてエネルギー消費が1日あたり約200kcal少なくなり肥満になりやすくなります。このため、β3アドレナリン受容体遺伝子は、節約(倹約)遺伝子ともいわれ、食物が安定して摂取できない環境において

語句解説
多型：生物において本来同一であるものが異なる形態や形質を示すことを指します。
カテコールアミン：カテコールの側鎖にアミノ基が結合した化合物の総称。ドーパミン、アドレナリン、ノルアドレナリンなどがあります。

少ないエネルギー量で生存することができる利点がありました。しかし、現在のような飽食の時代においては肥満や糖尿病発症リスクのひとつとなっています。

3）アンジオテンシノーゲン遺伝子

高血圧症は、心筋梗塞や脳卒中の危険因子に加え、食塩やアルコールの過剰摂取などによって発症します。アンジオテンシノーゲン遺伝子は、血圧上昇に関与するたんぱく質です。この遺伝子多型を持つ人は、高血圧を発症しやすいとされています。

4）ALDH2（アセトアルデヒド脱水素酵素）遺伝子

ALDH2は、摂取したアルコールからできたアセトアルデヒドを分解する作用があります。ALDH2遺伝子に変異があるとアセトアルデヒドを速やかに分解できないため、この遺伝子型によってお酒に強い、弱いが決まります。ALDH2遺伝子に変異があり活性が弱いとあまり飲めない人、不活性の場合は全く飲めない人となります。

(5) 体細胞遺伝子の変異（がん）

がんは、体細胞遺伝子の変異による細胞の異常増殖です。細胞内の損傷したDNAが間違った遺伝情報を出し、その情報に基づいてつくられた異常細胞が増殖を繰り返すことで生じます。発がんのプロセスは、イニシエーション→プロモーション→プログレッションの3つの段階があります。

◆イニシエーション

活性酸素や発がん物質、たばこの煙などのイニシエーターによって細胞膜に変異が起こり、他の細胞と形態が異なった異形細胞が生じる段階です。生じたがん細胞を消去するがん抑制遺伝子の活性は低下します。

なお、発がん物質ではありませんが栄養素の過剰摂取もがん発生につながります。脂質過剰は大腸がん、乳がん、膵臓がん、アルコール過剰は肝臓がん、食塩過剰は胃がんの発症に関与します。このため、脂質、アルコール、食塩などの過剰摂取を避け、バランスのよい食生活を心掛けることが大切です。

◆プロモーション

異形細胞が分裂を開始し、がん細胞が増える段階です。この段階までは可逆反応（両方向の反応がともに起こる反応）であるため、抵抗力や免疫力があれば異形細胞まで戻ることができます。プロモーションを促進する物質はプロモーターといい、エストロゲン、胆汁酸、サッカリン、殺虫剤

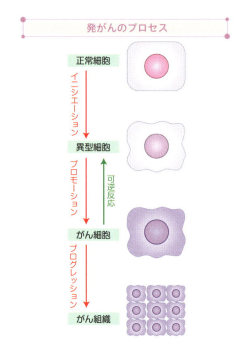

（DDTやBHC）などにプロモーターの作用があります。一方、ビタミンE、カロテノイド、カテキンなどは細胞膜を丈夫に保つことでプロモーターの働きを抑制します。

◆**プログレッション**

　早期がんとして発見されることが多い段階です。がんの悪性度が増し、染色体異常やがん細胞を無限に増殖させる作用のある酵素（**テロメラーゼ**）の発現がみられます。

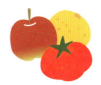

語句解説

活性酸素：普通の酸素分子よりも活性化された状態の酸素分子とその関連物質をいいます。生体内において、ミトコンドリアでのエネルギー代謝、炎症時の白血球、心筋梗塞の虚血-再灌流、紫外線、たばこ、ストレスなどで生成され、脂質の酸化と関わっています。過酸化水素、一重項酸素、スーパーオキシドなどがあります。

テロメラーゼ：核膜に包まれた核を持つ細胞の染色体末端（テロメア）部分に塩基を付け加える反応を触媒する酵素のこと。ほとんどのがん細胞に含まれており、がん細胞を無限に増殖させる作用があります。

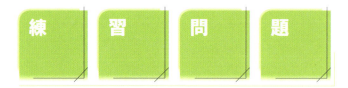

1 食事に関する意識や効果について、間違っているものは、次のうちどれですか。
① おいしい食事をとることは、生活を楽しみ精神的な充足感をもたらす。
② 日々の食事を大切に積み重ねる。
③ ストレス解消のために、暴飲暴食をしてもやむを得ない。
④ 不適切な食事を長期間続けることは、健康を損なう原因となり得る。

2 栄養について、正しい説明は次のうちどれですか。
① 栄養とは、すなわち栄養素のことである。
② 栄養とは、食事をすることである。
③ 栄養とは、体を健康に保つためにどのような食べ物を食べたらよいかを考えることである。
④ 栄養とは、食事として栄養素を摂取し、消化・吸収することで体内に取り込み、代謝し、その成分やエネルギーを利用し、不要となった物質を体外に排泄する一連の営みのことである。

3 ビタミンやミネラルの欠乏とそれによる疾病等の関係について、間違っているものは次のうちどれですか。
① ビタミンAの欠乏　－　夜盲症
② ビタミンB₁の欠乏　－　くる病
③ ビタミンCの欠乏　－　壊血病
④ 亜鉛の欠乏　－　味覚障害

4 日本人の食事摂取基準2015年版における18〜49歳男女の目標BMIについて、正しいものは、次のうちどれですか。
① BMI　20未満
② BMI　18.5〜24.9
③ BMI　21.5〜24.9
④ BMI　25以下

練習問題

第一章 栄養とは何か

5 メタボリックシンドロームの主要な病態について、正しいものは次のうちどれですか。

① 皮下脂肪型肥満　② 内臓脂肪型肥満

6 以下の文章の空欄に入れる正しい単語はどれですか。

（　　　　）は、DNAによって伝えられるたんぱく質を合成するために必要な情報のことです。

① 細胞　② 遺伝子　③ 脂質　④ たんぱく質

7 DNAの塩基配列の違いが集団の1%以上の頻度で存在する場合について、正しい名称は、次のうちどれですか。

① 遺伝子多型

② 遺伝子変異

③ 遺伝子発現

④ 遺伝子異常

8 β3アドレナリン受容体遺伝子について、この遺伝子の変異によるリスクで正しいものは次のうちどれですか。

① 正常の人に比べてエネルギーを消費するため、過食になってしまう。

② エネルギー消費量が減少するため、肥満をおこしやすくなる。

9 発がんのプロセスについて、一番最初の段階となるのは、次のうちどれですか。

① プログレッション

② プロモーション

③ イニシエーション

10 がんのプロモーションの段階を促進する物質をプロモーターといいますが、細胞膜を丈夫に保つことでプロモーターの働きを抑制する物質は、次のうちどれですか。

① グルコース

② 脂質

③ たんぱく質

④ カロテノイド

解答

1-③、2-④、3-②、4-②、5-②、6-②、7-①、8-②、9-③、10-④

11

第 **2** 章

消化・吸収

第2章 消化・吸収

消化のしくみ

(1) 消化・吸収とは

口から摂取した食物は、最終的に小腸の細胞に取り込まれるまでの間に、胃や小腸などの消化管で様々な代謝をうけ、細胞が利用できる大きさまで変化します。栄養素が生体内に取り込まれるまでの変化の過程を消化といいます。そして、消化物が細胞内に取り込まれ、血液やリンパ液へ移送されることを吸収といいます。

消化は大きく3つに分類できます。一つは、口腔内で咀嚼、嚥下、胃腸での**蠕動運動**などによる機械的消化です。**唾液**、胃液、膵液などに含まれる消化酵素による消化は、化学的消化といい、食物成分を高分子から低分子へ加水分解します。これによって栄養素は細胞に取り込まれます。消化酵素で消化されなかった成分は、大腸内の腸内細菌の働きによって発酵・腐敗します。これを生物学的消化といいます。

(2) 消化の調節

消化管の運動と働きは、自律神経と**消化管ホルモン**によって調節されています。消化器系の多くは、自律神経である交感神経と副交感神経によってコントロールされ、通常は、交感神経は消化器系の活動に抑制的に働き、副交感神経は消化器系の活動や消化液の分泌に促進的に働きます。

消化作用を調節する消化管ホルモンのうち、胃から分泌されるガストリンは胃液の分泌促進に働き、十二指腸から分泌されるセクレチンは、膵液の分泌促進、胃酸とガストリンの分泌抑制などに作用します。

小腸の吸収細胞の**微絨毛**に存在している膜消化酵素による消化を膜消化といいます。

膜消化酵素には、グルコアミラーゼ（マルターゼ）、イソマルターゼ、スクラーゼ、ラクターゼといった糖質分解酵素やアミノペプチダーゼ、カルボキシペプチダーゼ、ジペプチダーゼといったたんぱく質分解酵素があります。

！ 重要語句
唾液：唾液には、消化作用の他、抗菌作用、粘膜保護作用、歯の保護作用、口腔内の自浄作用などがあります。
消化管ホルモン：消化管で生成され、内分泌されるホルモンで、消化液の分泌や消化管の運動などを調節します。

？ 語句解説
蠕動運動：消化管が徐々にくびれることで食物の塊を移行させる働きを持ちます。主に食道から直腸までの運動をいいます。

第2章 消化・吸収

消化器系の構造と食物の通過時間

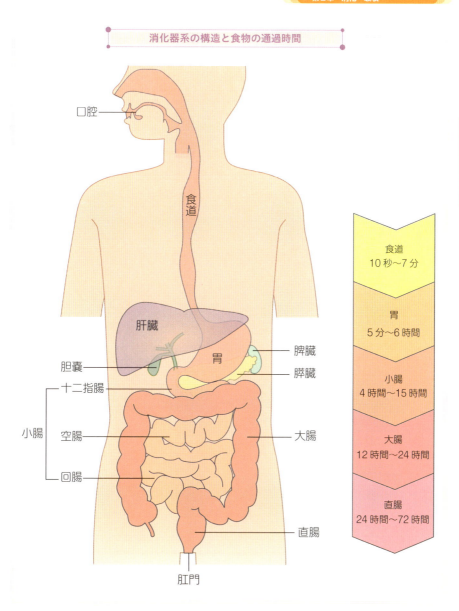

メモ：栄養素が体内に取り込まれるということは、小腸で吸収されることで初めて取り込まれたということになります。つまり、消化管内は、まだ体の外側と考えます。

消化管と消化腺

　消化管は、口腔から食道、胃、小腸、大腸、肛門までつながっている1本の管のことで、長さは8～10mほどあります。消化腺は、肝臓、胆嚢、膵臓などを指します。消化管はほぼ共通の組織構造となっており、消化管の内側から順に粘膜、筋層、漿膜の3層で構成され、粘膜には消化液や粘液を分泌する様々な腺が存在しています。

(1) 口腔

　口腔とは、口の中のことであり、摂取した食物を歯で噛み(咀嚼)、破砕して、唾液と混ぜ合わせます。唾液に含まれるα-アミラーゼがでんぷんを消化し、食物を細かく噛み砕くことで食物を嚥下しやすい状態にします。また食物の表面積を増やし、化学的消化を促進します。

(2) 胃

　胃は、消化管の中でも最も大きく広がった器官であり、胃の食道側の入り口を噴門、十二指腸側の出口を幽門といいます。また、胃の上部にある膨らんだ部分を胃底といい、胃の粘膜表面には、胃液が分泌される小さなくぼみ(胃小窩)が多数あります。胃は、飲食物を一時的にためて、その温度を体温と同じにするとともに、蠕動運動によって食物をかき混ぜ十二指腸へ送り出します。胃液には、胃酸(塩酸)とペプシノーゲンが含まれ、ペプシノーゲンは不活性型ですが、胃酸に触れることで活性型のペプシンになり、たんぱく質を分解します。また、幽門部にある幽門腺は、粘液や消化管ホルモンであるガストリンを分泌しています。

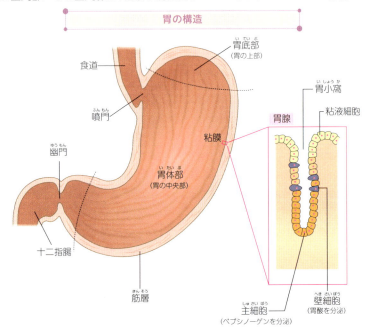

胃の構造

(3) 小腸

　小腸は、胃から送られてきた食物を消化・吸収する消化管であり、直径3〜6㎝、長さ6〜7mの管で胃に近い方から十二指腸、空腸、回腸に分けられます。

　十二指腸では、膵液と肝臓でつくられた胆汁が分泌されます。膵液は、たんぱく質、糖質、脂質などの消化酵素が豊富に含まれているため、十二指腸では消化が活発に行われています。空腸では、吸収の約90%が行われます。

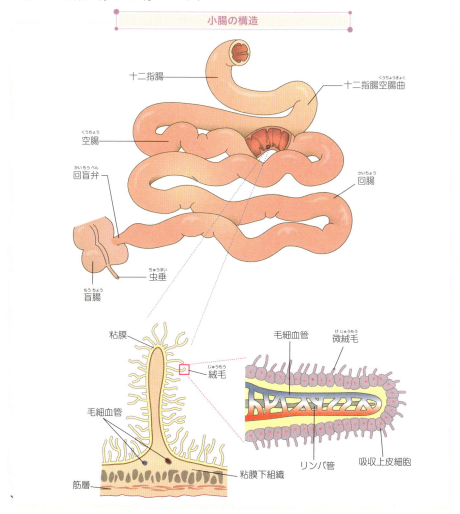

小腸の構造

?　語句解説　**内分泌と外分泌**：内分泌は、ホルモンなどが血液中など体内に分泌されることをいいます。外分泌は、消化液、汗、乳汁などが消化管内や体表に向けて分泌されることをいいます。

小腸の内壁には、約50万個の絨毛があり、吸収された栄養素を運ぶための毛細血管やリンパ管が通っています。吸収された栄養素のうち、脂質のほとんどはリンパ管、**グルコース**（ブドウ糖）とアミノ酸は毛細血管から体内に運ばれます。絨毛の表面は吸収上皮細胞で覆われており、さらにその表面は、微絨毛と呼ばれる長さ1μmの小さな突起で覆われています。絨毛は吸収の盛んな空腸上部で特に発達しており、回腸に向かうにしたがって絨毛の高さと数は減少します。また、吸収上皮細胞の微絨毛膜には消化酵素が存在し、栄養素の消化吸収に重要な働きをします。

十二指腸の構造

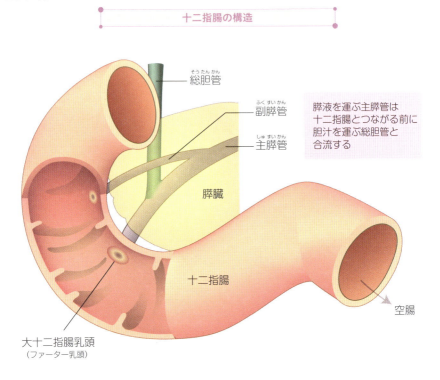

重要語句
グルコース：でんぷんの構成単位となる糖の一種。ブドウ糖ともいいます。

語句解説
微絨毛：小腸の表面積を広げて吸収効果を高める働きを持ちます。また、膜消化による栄養素の消化と必要な栄養素を選択的に吸収するという重要な機能も持っています。さらに細菌の取り込みを防ぐ役割もあります。

(4) 大腸

　大腸は、直径5～7㎝、長さ約1.6mで盲腸、結腸、直腸に分かれています。

　大腸では水分やミネラルの吸収が行われます。さらに大腸内には、100種類以上、100兆個の腸内細菌が生息しているとされ、それらによって食物繊維などの栄養素は発酵作用を受け、糞便が形成されます。

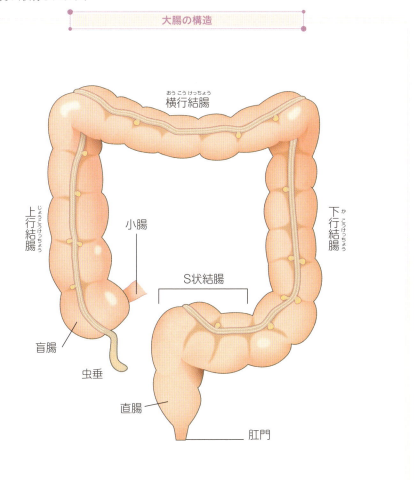

大腸の構造

(5) 膵臓

　膵臓は、長さ約15cm、重さ80〜160gで胃の後ろに位置しています。膵液を生成し消化管内に分泌(**外分泌**)しています。膵液は、たんぱく質、脂質、糖質の消化酵素を豊富に含み、アルカリ性を示します。胃液によって酸性となった食物は、膵液によって中和されます。一方で膵臓に散在しているランゲルハンス島(膵島)からは、ホルモンであるインスリンやグルカゴンを血液中に分泌(内分泌)しています。

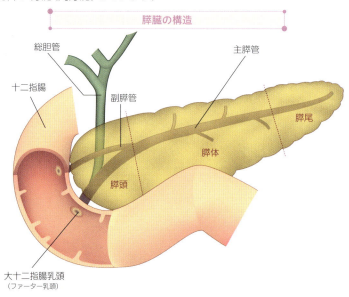

膵臓の構造

(6) 肝臓

　肝臓は、重さ1.2〜1.5kg(体重の約2%)の体の中で最大の臓器です。横隔膜直下の右上腹部にあり、右葉と左葉に分かれ、約50万個の肝小葉で構成されています。

　肝臓下面には門脈があります。門脈は胃、小腸、大腸、膵臓などの消化器系から静脈血を集めて肝臓に運ぶ静脈のことで、グルコースやアミノ酸といった主な栄養素の吸収経路として重要な役割を果たしています。肝臓は、人体の化学工場ともいわれ、各栄養素を分解・合成(代謝)するほか、胆汁の生成、アンモニアやアルコールなどの解毒、グリコーゲンなどの栄養素の貯蔵など多くの役割を担っています。また、総胆管は、肝臓で生成された胆汁を十二指腸に分泌しています。

肝臓の構造

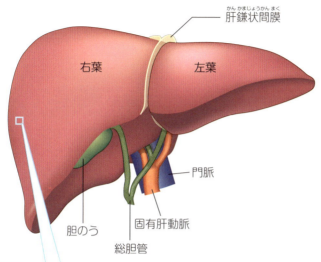

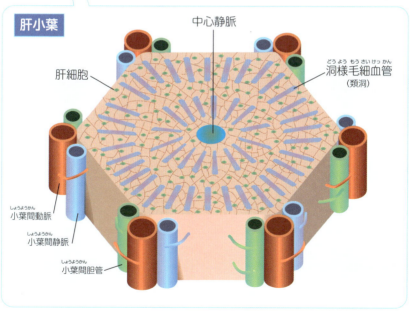

栄養素の消化・吸収

(1) 栄養素の消化・吸収と輸送経路

　摂取した食品は、消化管を通りながら唾液や胃液、膵液などの消化液と混ざり合って消化が進みます。これを管腔内消化といいます。管腔内消化を経て、小腸の吸収細胞の微絨毛に存在している膜消化酵素によって吸収可能なレベルに分解されることを膜消化といいます。小腸の吸収細胞に取り込まれた栄養素のうち、水溶性の栄養素は毛細血管から門脈の輸送経路をたどります。門脈(静脈)を経て肝臓に集められ、肝臓からは肝静脈を通り、下大静脈と合流して右心房に入り全身に送られます。こうした輸送経路をたどるのは、アミノ酸、グルコース、水溶性ビタミン、ミネラル、短鎖及び**中鎖脂肪酸**などです。

　一方、脂溶性の栄養素は、小腸吸収細胞に吸収されリンパ管に入る輸送経路をたどります。リンパ管に入った栄養素は、胸管を経て左鎖骨下の静脈から血液に合流し全身に送られます。

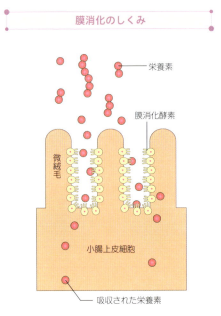

膜消化のしくみ

語句解説 **中鎖脂肪酸**：炭素数が、8、10のもの。中鎖脂肪酸は、門脈系で肝臓に取り込まれやすく、燃焼されやすいです。そのため、中鎖脂肪酸を含む植物油にはトクホ(特定保健用食品)として、「体に脂肪をためにくい」という機能性を表示して販売されているものがあります。

栄養素の輸送経路

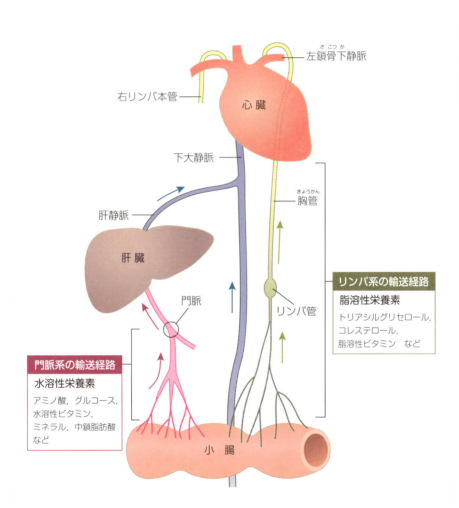

(2) たんぱく質の消化・吸収

　たんぱく質は、たんぱく質分解酵素によって消化されます。胃液に含まれるペプシンによって消化されて**ポリペプチド**になり、膵液に含まれるトリプシン、キモトリプシン、カルボキシペプチダーゼなどによってオリゴペプチドやトリペプチド、ジペプチドに分解されます。さらに小腸の微絨毛膜に存在するアミノペプチダーゼなどによってアミノ酸に分解され（膜消化）、同時に吸収され毛細血管から門脈を経て肝臓に送られます。

　ペプシン、トリプシン、キモトリプシン、カルボキシペプチダーゼといったたんぱく質分解酵素は、活性型です。これらは、もともと不活性型のペプシノーゲン、トリプシノーゲン、キモトリプシノーゲン、プロカルボキシペプチダーゼであり、これらが胃酸や活性化されたペプシン、小腸粘膜に存在するエンテロペプチダーゼによって活性化されることで初めてたんぱく質分解酵素として働くことになります。これらの酵素は、自分の体の成分を消化する**自己消化**を防ぐために不活性型として存在しています。

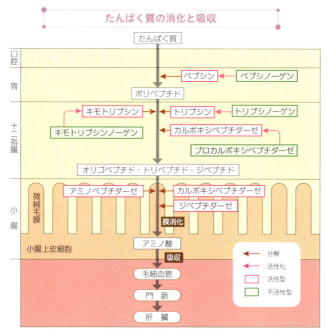

たんぱく質の消化と吸収

! 重要語句　**ポリペプチド**：2個以上のアミノ酸のペプチド結合によってできた化合物。アミノ酸の数が2個の場合ジペプチド、3個の場合トリペプチド、数個程度の場合をオリゴペプチド、10個以上をポリペプチドといいます。

? 語句解説　**自己消化**：自らの細胞、器官、生体などを、自らの持つ酵素で消化することをいいます。

(3) 糖質の消化・吸収

　ヒトは、摂取する糖質のほとんどをでんぷんから摂取しています。でんぷんは、単糖類が連なった多糖類の一種です。でんぷんは、唾液と膵液に含まれるα-アミラーゼによってデキストリンなどに分解され、小腸に存在する膜消化酵素であるグルコアミラーゼ（マルターゼ）によって単糖類であるグルコースに切り離されます。こうして、でんぷんは最終的にグルコースまで分解され、小腸上皮細胞に吸収されます。また、二糖類であるスクロース（ショ糖）やラクトース（乳糖）は、小腸の膜消化酵素であるスクラーゼとラクターゼによって分解されます。これらは、最終的にグルコースなどの単糖類となり小腸上皮細胞に吸収され、毛細血管から門脈を経て肝臓に送られます。

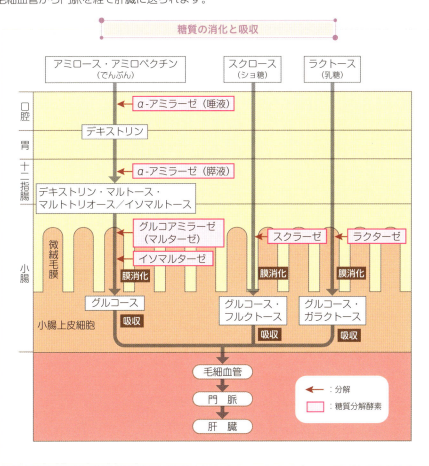

糖質の消化と吸収

(4) 脂質の消化・吸収

　食物に含まれる脂質のほとんどは、トリアシルグリセロール（中性脂肪）で、グリセロールに3つの脂肪酸分子が結合した物質です。トリアシルグリセロールは、十二指腸で胆汁酸と混じることで乳化され、小さな脂肪滴（エマルジョン）となります。胆汁酸は、脂肪を乳化して小さな脂肪滴を作ることで脂肪滴の表面積を増やし、酵素が働きやすくし、脂肪の消化速度を最大限に高める働きがあります。さらに、膵液に含まれるリパーゼという消化酵素によって、トリアシルグリセロールは、モノアシルグリセロールと脂肪酸に分解されます。その後、胆汁酸と共に4〜6nmの球状の**ミセル**を形成し、空腸粘膜の微絨毛に近づくと中心の脂質成分のみが吸収され、小腸吸収細胞で再びトリアシルグリセロールに合成され、**カイロミクロン**としてリンパ管に入ります。腹部のリンパ管は、左側の首の付け根付近で静脈に合流しているため、カイロミクロンは、血液に入り全身に流れていきます。

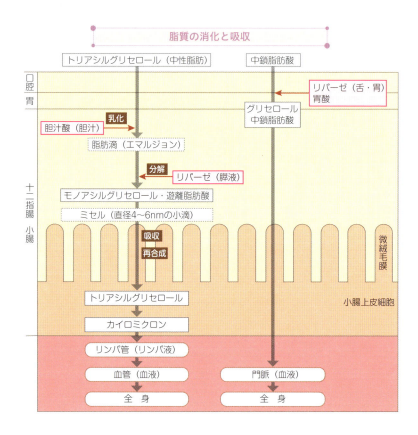

トリアシルグリセロールのうち、脂肪酸が中鎖脂肪酸（炭素数8～10）のものは、胆汁酸は必要とせず、リパーゼによってグリセロールと中鎖脂肪酸に分解され、ミセルを形成せずに小腸上皮細胞に吸収され、カイロミクロンを形成せずに門脈を経て肝臓などに運ばれます。

(5) ビタミンの消化・吸収

　脂溶性ビタミンは、脂質の消化吸収と同様に胆汁酸の作用でミセルを形成します。小腸から吸収された後は、カイロミクロンに取り込まれ、リンパ管を経て全身に供給されます。胆汁酸の分泌が不十分な場合は、脂溶性ビタミンの吸収が低下します。

　水溶性ビタミンのほとんどは、小腸上部から吸収され門脈を経て全身に供給されます。ビタミンB群のほとんどは、食品中では、補酵素型で存在し、酵素たんぱく質と結合しています。消化管内の酵素によってたんぱく質と切り離され、小腸上部で吸収されます。ビタミンCは、食品の細胞中に**遊離**しているためそのまま吸収されます。

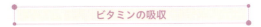

ビタミンの吸収

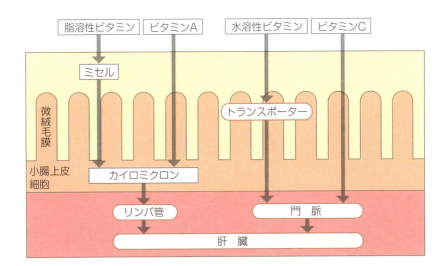

重要語句

ミセル：溶液中で分子やイオンがある濃度以上になった場合に作る集合体をさします。
カイロミクロン：血漿中のリポたんぱく質の一種。食事から摂取したトリアシルグリセロール（中性脂肪）が小腸から吸収される時に形成され、脂肪をリンパ管に運搬します。
遊離：単体または原子団が、他の物質と結合せずに存在していること。または、化合物から結合が切れて分離することをいいます。

(6) ミネラルの消化・吸収

ミネラルの大部分は、水に溶けた**イオン**の状態で小腸から吸収されますが、一部は大腸からも吸収されます。

カルシウムは、十二指腸及び小腸上部で水溶性となって吸収されます。吸収率は、成人で25～30%ですが、成長期の子どもはこれよりも吸収率が高くなります。カルシウムは、腸管内で細胞路と細胞外路の2通りで吸収されます。細胞路は、吸収細胞内部を通り抜け、**能動輸送**によって吸収されるもので、細胞外路は、細胞と細胞の隙間から**単純拡散**(受動輸送)によって吸収されます。

食品中に含まれる鉄は、胃の中で胃酸やビタミンCによって二価鉄に還元され主に小腸上部で吸収されます。吸収率は、通常15%程度とされていますが、体内に保有する鉄の量によって調節されます。吸収された鉄は、鉄運搬たんぱく質のトランスフェリンと結合して血液中に輸送されます。

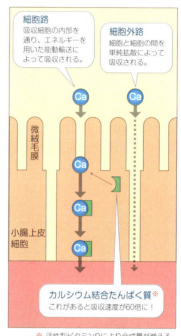

カルシウムの腸管吸収

※ 活性型ビタミンDにより合成量が増える。

(7) 発酵と吸収

糖質には、ヒトの消化酵素では分解できない難消化性糖質(食物繊維、オリゴ糖、糖アルコールなど)が含まれています。これらは、未消化物として糞便中に排泄されるため、これまで役に立たないものとされてきました。しかし、研究が進み、難消化性糖質の一部は、腸内細菌を介してヒトの栄養成分として利用されていることや機能性成分として疾病予防にも関わっていることなどが分かってきました。

腸内細菌のうち腸内環境を整え、免疫力を高めるものを有用菌(善玉菌)といい、食中毒などの原因となる腸内細菌を有害菌(悪玉菌)といいます。乳酸菌やビフィズス菌などの有用菌

重要語句

能動輸送：エネルギーを利用して細胞内に積極的に栄養素を取り込む方式。濃度の低いところから高いところに物質を移動することをいいます。トランスポーターと呼ばれる細胞に存在する特異的なたんぱく質を介して行われます。

単純拡散：受動輸送の一種。濃度の高い方から低い方へ、濃度の傾きに従って栄養素を細胞内へ取り込む方式。輸送にエネルギーを必要としません。

語句解説

イオン：原子や分子が電子を失う、もしくは得ることで、電荷を帯びている状態をいいます。電子を失って正電荷を帯びたものを陽イオン、電子を得て負電荷を帯びたものを陰イオンといいます。

を増殖させる効果がある難消化性食物成分をプレバイオティクスといいます。水溶性食物繊維や、オリゴ糖、糖アルコールなどの難消化性食物繊維は、腸内細菌によって発酵を受けやすく発酵によって生成された短鎖脂肪酸により腸内は酸性となり、酸性状態に強いビフィズス菌や乳酸菌が生育します。こうした有用菌を含む食品のことをプロバイオティクスといいます。

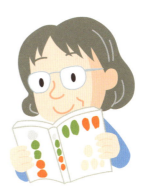

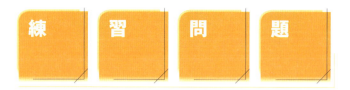

1 消化と吸収について、正しいものは次のうちどれですか。
① 摂取した食品が、消化管を通りながら消化液と混ざり消化が進むことを、管腔内消化という。
② 脂溶性の栄養素は、毛細血管から門脈を経て肝臓に集められる。
③ リンパ管に入った栄養素は、胸管から下大静脈に入る。

2 消化管の運動と働きは、自律神経によってコントロールされています。
その内容で正しいものは、次のうちどれですか。
① 交感神経は、消化器系の活動に促進的に働く。
② 交感神経は、消化器系の活動に抑制的に働き、副交感神経は促進的に働く。
③ 交感神経と副交感神経は、消化器系にはともに抑制的に働く。

3 小腸の吸収細胞の微絨毛に存在する酵素による消化について、正しい名称は次のうちどれですか。
① 膜消化
② 管腔内消化

4 以下の文章の空欄に当てはまる単語は、次のうちどれですか。
　　唾液に含まれる（　　　）がでんぷんを消化し、食物を細かく噛み砕くことで食物を嚥下しやすい状態にします。
① イソマルターゼ
② ペプシノーゲン
③ ペプシン
④ アミラーゼ

5 小腸で吸収された栄養素がどのように体内に運ばれるかについて、間違っているものは、次のうちどれですか。
① 脂質は、リンパ管を通って運ばれる。
② グルコースは、リンパ管を通って運ばれる。
③ アミノ酸は、毛細血管によって体内に運ばれる。

練習問題

6 膵臓が血液中に分泌しているホルモンについて、正しいものは次のうちどれですか。

① 膵液　② 胃液　③ インスリン　④ ガストリン

7 食物に含まれる脂質について、その大半を占めるものは次のうちどれですか。

① 中性脂肪

② コレステロール

③ リン脂質

8 通常、脂質が小腸上皮細胞に吸収される際に必要で、一方、中鎖脂肪酸が吸収される際には必要ではないものは、次のうちどれですか。

① 消化酵素

② 酵素

③ ペプシン

④ 胆汁酸

9 能動輸送について、正しい記述は次のうちどれですか。

① エネルギーを利用して細胞内に積極的に栄養素を取り込む方式。濃度の低いところから高いところに物質を移動することをいう。

② 濃度の高い方から低い方へと濃度の傾きに従って栄養素を細胞内に取り込む方式。

③ 濃度の高い方から低い方への濃度の傾きに従って栄養素を細胞内に取り入れるが、その時にトランスポーターを使って吸収速度を速める方式。

10 以下の文章の空欄に当てはまる単語の組み合わせについて、正しいものは次のうちどれですか。

　オリゴ糖、糖アルコールなどの難消化性食物繊維は、腸内細菌によって発酵を受けやすく、発酵によって生成された短鎖脂肪酸により腸内は（　a　）となり、（　b　）状態に強いビフィズス菌や乳酸菌が生育します。

① a酸性、bアルカリ性

② aアルカリ性、bアルカリ性

③ aアルカリ性、b酸性

④ a酸性、b酸性

解答

1−①、2−②、3−①、4−④、5−②、6−③、7−①、8−④、9−①、10−④

第 **3** 章

たんぱく質の働き

第3章 たんぱく質の働き

たんぱく質の種類

　私たちの体は約10万種類ものたんぱく質で構成されています。たんぱく質は、アミノ酸が多数結合した高分子の化合物で、ヒトの体重の14〜17％を占め、筋肉や血液の成分になる他、酵素、ホルモンなど様々な生理機能を持っています。たんぱく質は20種類のアミノ酸から合成され多くが鎖状につながった構造をしています。たんぱく質は、機能別の分類と組成の違いによる種類に分けることができます。

生物学的機能別のたんぱく質の分類

分類	機能
酵素たんぱく質	生体反応を触媒するたんぱく質
輸送たんぱく質	生体内の物質を運搬するたんぱく質
貯蔵たんぱく質	各器官で物質を貯蔵するたんぱく質
収縮たんぱく質	筋肉の収縮に関与するたんぱく質
構造を構成するたんぱく質	骨格、皮膚、結合組織(軟骨、骨、血液、リンパなど)を構成するたんぱく質
防御たんぱく質	生体の防御反応に関与するたんぱく質
調節たんぱく質	代謝調節に関与たんぱく質
毒素たんぱく質	毒性があるたんぱく質

組成の違いによるたんぱく質の種類

種類	組成など
単純たんぱく質	アミノ酸のみから構成されるたんぱく質
複合たんぱく質	アミノ酸以外に糖、脂質、核酸、色素、リン酸、金属などの成分を持つたんぱく質

たんぱく質の構造

　たんぱく質は、アミノ酸が**ペプチド結合**によってつながって出来ています。たんぱく質の合成は、DNAの指示通りに作られ、アミノ酸同士がペプチド結合によってできた化合物をペプチドと言います。通常、たんぱく質は、約100個以上のアミノ酸からなるポリペプチドです。

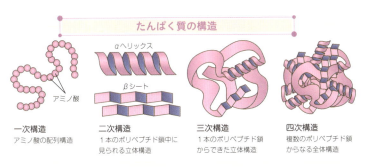

たんぱく質の構造

- **一次構造** アミノ酸の配列構造
- **二次構造** 1本のポリペプチド鎖中に見られる立体構造
- **三次構造** 1本のポリペプチド鎖からできた立体構造
- **四次構造** 複数のポリペプチド鎖からなる全体構造

アミノ酸とは

　たんぱく質を構成するアミノ酸は、自然界には数百の種類が存在しますが、ヒトのたんぱく質合成に使われるのは、20種類だけです。ヒトは、食品のアミノ酸を摂取して体に必要なたんぱく質を作り出しています。このうち、体内で合成できないアミノ酸9種類を必須(不可欠)アミノ酸といい、食品から取り入れなければなりません。ヒトでは、イソロイシン、ロイシン、リシン、メチオニン、フェニルアラニン、トレオニン、トリプトファン、バリン、ヒスチジンです。一方、体内で他のアミノ酸から合成することができ、必ずしも食事から摂取する必要がないアミノ酸を非必須アミノ酸(可欠)アミノ酸といいます。非必須アミノ酸は、食事からとる必要はありませんが、ヒトのたんぱく質合成には、必須アミノ酸同様、非必須アミノ酸も必要です。

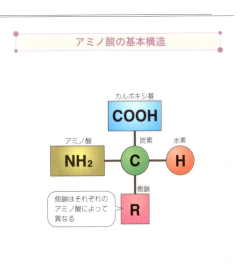

アミノ酸の基本構造

側鎖はそれぞれのアミノ酸によって異なる

!　**ペプチド結合**：あるアミノ酸のアミノ基と他のアミノ基のカルボキシ基から、水1分子(H_2O)が取れて連結した部分をいいます。

重要語句

たんぱく質の質

たんぱく質の質を評価する指標の一つに「アミノ酸価」があります。食品に含まれる必須アミノ酸の量の基準値を100として比較して評価するもので、基準値より最も少ない量となるアミノ酸を第一制限アミノ酸といい、第一制限アミノ酸の基準値から見た割合が100に近いほど質がよいと判断します。

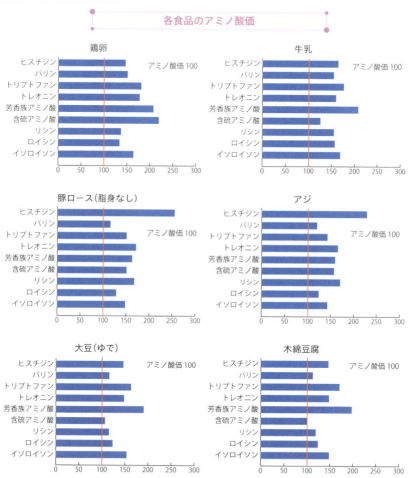

各食品のアミノ酸価

第3章 たんぱく質の働き

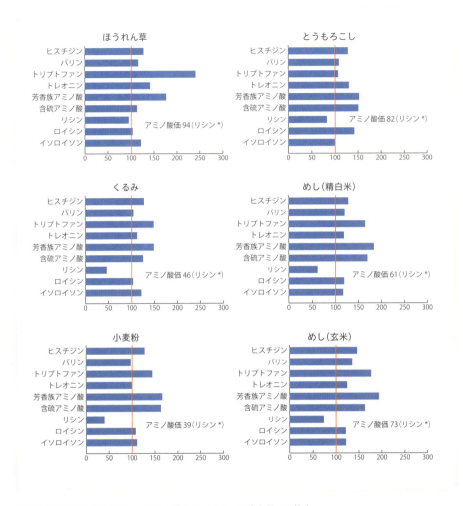

- 2007年 FAO/WHO/UNU 基準アミノ酸パターン1～2歳を用いて算出
- 各食品のアミノ酸量は、日本食品標準成分表2015（七訂）アミノ酸成分表2015第2表 基準窒素1g当たりのアミノ酸成分表を使用
- *は、第1制限アミノ酸

たんぱく質の代謝

(1) 代謝回転

ヒトの体たんぱく質は常にその一部がアミノ酸に分解され、それに見合う量のたんぱく質が新たにアミノ酸から合成されています。分解と合成を繰り返すことで体たんぱく質が常に作り替えられることを代謝回転といい、たんぱく質代謝の重要な特徴です。代謝回転の速度は、臓器によってかなり違います。肝臓の体たんぱく質の半分が作り替えられるのに必要な期間は約12日ですが、筋肉では約180日、骨では約240日、体全体の体たんぱく質の半分が作り替えられる日にちの平均は約80日とされています。

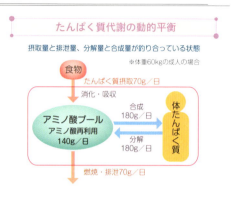

(2) アミノ酸プール

健康な成人では、体たんぱく質の量は一定であり、各組織の体たんぱく質がアミノ酸に分解される量とアミノ酸から体たんぱく質に合成される量は同じです。体重60kgの成人の場合、1日に約3g/kgのたんぱく質が合成されています。つまり、1日に180gのたんぱく質の合成と分解が繰り返されていることになります。体重60kgのヒトのたんぱく質摂取量と排泄量は、それぞれ約70g程度です。食事から摂取したたんぱく質は、消化・吸収されてアミノ酸プールに入り、必要に応じて体たんぱく質に合成されます。こうした摂取量と排泄量、分解と合成の量が釣り合って平衡が保たれている状態を**動的平衡**状態といいます。体の中で最も大きなアミノ酸プールは骨格筋です。骨格筋1kgあたり3～4gのアミノ酸をプールしているといわれています。

(3) 食後のたんぱく質代謝

食物として摂取したたんぱく質は、消化管を通って小腸でアミノ酸として吸収され、門脈経由で肝臓に取り込まれます。その後、肝静脈を通って心臓の右心房に入り全身に送られます。血中アミノ酸濃度が上昇すると筋肉などで体たんぱく質の合成が促進されます。また、食後は膵臓から分泌されたインスリンがアミノ酸の各組織へのとり込みを促進するとともに、体たんぱく質の合成を促進し分解を抑制します。

(4) 食間のたんぱく質代謝

食後数時間すると血中アミノ酸濃度やインスリン濃度は元に戻ります。さらに空腹状態が続くと血糖値が低下し、肝臓で糖新生が促進されます。糖新生の促進により体たんぱく質が分解されてアミノ酸となり、グルコースの合成に利用されるほか、筋肉でエネルギーとして利用されます。

! **重要語句**　**動的平衡**：生体の中で互いに逆向きの過程が同じ速度で進行するため、全体としては変化が起きていないように見える状態をいいます。

(5) エネルギー代謝とたんぱく質

　糖質や脂質からのエネルギー源が不足すると、摂取したたんぱく質は、体たんぱく質ではなく、エネルギー源として利用されます。一方、糖質や脂質などのエネルギー源を十分に供給することによって、摂取したたんぱく質はエネルギーではなく、体たんぱく質として有効に利用されます。このことをエネルギーのたんぱく質節約作用といいます。

　飢餓により糖質が不足すると肝臓グリコーゲンが分解されてグルコースとなり、血糖として利用されます。体たんぱく質も分解され、生じたアミノ酸の一部は糖新生によってグルコースとなり、血糖を供給します。糖新生は、糖質以外の成分からグルコースを生成します。そのため、飢餓時の血糖供給のための重要な代謝です。糖新生は、アミノ酸のほか、乳酸、グリセロールを使い肝臓と腎臓で行われます。

たんぱく質の体内での働き

① 臓器や筋肉など体を構成する材料となります。
② 酵素やホルモンなど、体の機能を調節する材料となります。
③ たんぱく質は、1gあたり4kcalのエネルギーを生み出し、エネルギー源となります。

たんぱく質の摂取量

　日本人の食事摂取基準2015年版のたんぱく質の推奨量は18歳以上の女性は50g/日、男性60g/日です。ただし、激しい運動をした場合、感染症や外傷がある場合、エネルギー摂取量が少ない場合などは、必要量が増えます。また、乳幼児や成長期の子どもにおいてたんぱく質が不足すると、成長障害が起こります。摂取しすぎた場合は、過剰な分が尿中に排泄されるため、腎臓に負担がかかります。

たんぱく質の食事摂取基準（推奨量：g/日、目標量（中央値）：%エネルギー）

性別	男性	女性	目標量（中央値）（%エネルギー）
年齢（歳）	推奨量(g)	推奨量(g)	
1～2	20	20	
3～5	25	25	
6～7	35	30	
8～9	40	40	
10～11	50	50	
12～14	60	55	13～20(16.5)
15～17	65	55	
18～29	60	50	
30～49	60	50	
50～69	60	50	
70以上	60	50	

資料：日本人の食事摂取基準2015年版

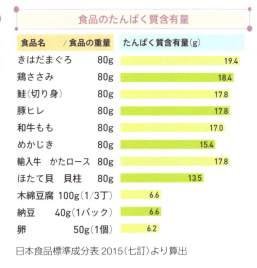

食品のたんぱく質含有量

食品名 / 食品の重量	たんぱく質含有量(g)
きはだまぐろ　80g	19.4
鶏ささみ　80g	18.4
鮭（切り身）　80g	17.8
豚ヒレ　80g	17.8
和牛もも　80g	17.0
めかじき　80g	15.4
輸入牛　かたロース　80g	17.8
ほたて貝　貝柱　80g	13.5
木綿豆腐　100g(1/3丁)	6.6
納豆　40g(1パック)	6.6
卵　50g(1個)	6.2

日本食品標準成分表2015(七訂)より算出

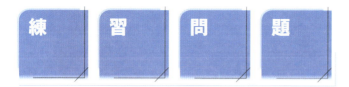

1 たんぱく質の種類について、生体反応を触媒するたんぱく質の名称で正しいものは、次のうちどれですか。
① 構造たんぱく質
② 輸送たんぱく質
③ 酵素
④ 調節たんぱく質

2 以下の文章の空欄に当てはまる単語は、次のうちどれですか。
たんぱく質は、（　　　　）が多数結合した高分子の化合物です。
① アミノ酸　② 脂質　③ 糖質　④ でんぷん

3 アミノ酸について、たんぱく質の合成に使われるアミノ酸の数で、正しいものは次のうちどれですか。
① 9種類
② 10種類
③ 11種類
④ 20種類

4 アミノ酸について、体内で合成できず、必ず食品からとらなければならないアミノ酸の名称で正しいものは、次のうちどれですか。
① 可欠アミノ酸
② 必須アミノ酸
③ 非必須アミノ酸

5 ヒトのたんぱく質は、常にその一部がアミノ酸に分解され、それに見合う量のたんぱく質が新たにアミノ酸から合成されています。この分解と合成を繰り返すことで体たんぱく質が常に作り替えられることを、次のうち何といいますか。
① たんぱく質代謝の動的平衡状態
② 代謝回転
③ アミノ酸プール

練習問題

6 　体たんぱく質が作り替えられるのに必要な期間について、体全体の体たんぱく質の半分がつくり替えられる期間の平均は、次のうちどれですか。
① 240日　② 180日　③ 80日　④ 10日

7 　空腹状態が続いた時の肝臓の糖新生について、糖新生により分解されるものは、次のうちどれですか。
① ケトン体
② 糖質
③ 体たんぱく質

8 　たんぱく質の利用について、糖質や脂質でエネルギー源を十分に供給し、摂取したたんぱく質がエネルギーではなく、体たんぱく質として有効に利用されることを、次のうち何といいますか。
① たんぱく質のエネルギー節約効果
② 糖質と脂質の有効活用
③ エネルギーのたんぱく質節約作用

9 　たんぱく質のエネルギー量について、1gあたりに生み出すエネルギーで、正しいものは、次のうちどれですか。
① 9kcal
② 7kcal
③ 4kcal
④ 3kcal

10 　たんぱく質の働きについて、間違っているものは、次のうちどれですか。
① 臓器や筋肉など体を構成する材料になる。
② ホルモンなど、体の機能を調節する材料になる。
③ 酵素の材料になる。
④ エネルギー源としての働きはない。

第3章
たんぱく質の働き

解答
1 -③、2 -①、3 -④、4 -②、5 -②、6 -③、7 -③、8 -③、9 -③、10-④

41

第 4 章

炭水化物の働き

第4章 炭水化物の働き

Ⅰ 糖質

糖質の種類

　糖質は、米、パン、麺などの穀類、じゃがいもやさつまいもなどのいも類に多く含まれ、でんぷんとして摂取することが多いです。
　糖質は、構成する糖の数によって以下の3種類に分けられます。

(1) 単糖類

　これ以上分解されない最小単位の糖質です。ブドウ糖(グルコース)、果糖(フルクトース)などがあります。甘味料として使われるキシリトールは、キシロースという糖アルコールから作られます。糖アルコールは、難消化性糖質の一種で単糖類が還元されて作られます。

(2) 少糖類(オリゴ糖)

　2～数個の単糖類の結合した糖質です。砂糖の主成分であるショ糖(スクロース)、甘酒や麦芽に含まれる麦芽糖(マルトース)、牛乳や母乳に含まれる乳糖(ラクトース)などがあります。その他にトレハロースや大腸でビフィズス菌を増殖させるラフィノースなどがあります。

(3) 多糖類

　単糖類が多数結合した糖質です。多糖類には、ヒトの消化酵素で消化吸収できるものと消化吸収できないものがあり、消化吸収できないものを食物繊維といいます。消化吸収できるものは、易消化性多糖類といい、でんぷんや**グリコーゲン**などがあります。消化吸収できない難消化性多糖類(食物繊維)には、セルロース、グルコマンナン、ペクチン、アルギン酸などがあります。

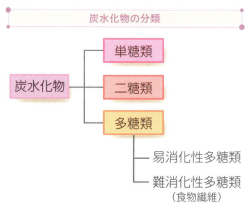

多糖類の種類

種類	機能・特徴
でんぷん	でんぷんは、グルコース（ブドウ糖）のみから構成されていて、その構造によってアミロースとアミロペクチンに分けられます。うるち米は、その20％がアミロース、80％がアミロペクチンであるのに対し、もち米はほぼ100％がアミロペクチンです。もち米の粘りは、アミロペクチンに由来します。
グリコーゲン	グリコーゲンは、ブドウ糖（グルコース）のみから構成されていますが、構造とブドウ糖の数がでんぷんとは異なります。ヒトの肝臓や筋肉に含まれます。
セルロース	セルロースはブドウ糖からできています。水に溶けず、またヒトはセルロースの消化酵素を持たないため、そのまま大腸に到達し食物繊維として働きます。
グルコマンナン	こんにゃくいもに多く含まれる難消化性多糖類です。
ペクチン	かんきつ類に多く含まれる難消化性多糖類です。
アルギン酸	褐藻類（こんぶやわかめ）見られる粘り気の強い難消化性多糖類です。
その他	寒天は、テングサやオゴノリに含まれる酸性の多糖類です。ヒルロン酸はたんぱく質と結合して皮膚、腱、筋肉、軟骨、脳、血管などの組織中に広く分布する多糖類です。

糖質の体内分布

　ヒトの体内に存在する糖質のほとんどは、グリコーゲンとして存在し、肝臓には、約100g、筋肉には約80〜160gのグリコーゲンが貯蔵されています。血液には約4gがグルコースとして存在しています。体内の総糖質量は、合計180〜260gほどになり、これをエネルギー換算すると、720〜1,000kcalとなります。

　このうち、血液中のグルコースのことを血糖といいます。脳や神経系、赤血球の主要なエネルギー源はグルコースであり、脂質やたんぱく質では補うことができません。脳は、エネルギー消費量が非常に大きく、**基礎代謝量**の約20％を占めています。例えば、基礎代謝量が1,000kcalの場合、約200kcalを脳が消費していることになります。血糖値が低下しすぎると、脳へのエネルギー供給が途絶え、昏睡などの低血糖症状を引き起こします。一方、糖質をとりすぎると、余ったブドウ糖は、グリコーゲンとして肝臓や筋肉に蓄えられますが、さらに余った場合は、脂肪組織に体脂肪として蓄積され肥満の原因になります。

基礎代謝量：生命維持に最低限必要なエネルギー。早朝の空腹時における、身体的、精神的に安静にした状態でのエネルギー代謝量をいいます。

糖質の代謝

(1) 糖質の代謝経路

食事として摂取した糖質（でんぷん、スクロース（ショ糖）、ラクトース（乳糖））は、消化酵素によって分解され、グルコースなどの単糖類となります。小腸で吸収された単糖類は、門脈経由で肝臓に取り込まれ、肝臓で代謝を受けます。グルコースのほとんどは、肝臓から血液中に放出され、血糖となり、エネルギーをただちに必要とする臓器や組織にグルコースを供給します。各臓器や組織に取り込まれたグルコースは解糖系とTCA回路（クエン酸回路）、**電子伝達系**という代謝系を経て、最終的に二酸化炭素と水に分解されます。この過程の中で**ATP（アデノシン三リン酸）**としてエネルギーが取りだされます。

【解糖系】

糖質の代謝経路のうち、グルコースが乳酸に分解されるまでの経路で、この代謝はすべての細胞の細胞質中で行われます。グルコースは、リン酸化されてグルコース6-リン酸となり、いくつかの代謝を経てピルビン酸を生成します。酸素がない場合、ピルビン酸は乳酸となり代謝は終了します。一方、酸素がある場合は、ピルビン酸はアセチルCoAとなり、次のクエン酸回路に進みます。なお、フルクトースやガラクトースもそれぞれ分解を経て、解糖系に入ります。

【TCA回路（クエン酸回路）】

酸素を利用できる（好気的）場合、解糖系で生じたピルビン酸は、細胞のミトコンドリア内でアセチルCoAに変換されます。アセチルCoAは、TCA回路の最後の物質であるオキサロ酢酸と反応してクエン酸となります。TCA回路は、この反応から始まり、8個の物質を経由してオキサロ酢酸に戻ります。このサイクルが回ることで、発生した水素が次の代謝経路である電子伝達系に渡され、エネルギー源のATPが産生されます。

TCA回路では、糖質だけではなく、脂質やたんぱく質も分解され、三大栄養素の代謝の中心となるサイクルです。

【ペントース（五炭糖）リン酸回路】

解糖系のグルコース6-リン酸から分岐する経路です。この経路では、核酸や、ATP、補酵素の構成成分として使われるリボース5-リン酸が作りだされます。また、脂肪酸やコレステロールの合成に必要な機能成分も供給されます。

【糖新生】

脳や神経系、赤血球は、グルコースを主なエネルギー源としているため、血糖値を維持することは非常に重要です。このため、空腹時、血糖値が低下すると、乳酸、グリセロール、アミノ酸など糖質以外の物質からグルコースが合成されます。これを糖新生といいます。糖新生は、主に肝臓で行われますが、腎臓でも行われます。

> ⚠ **重要語句**
> **ATP（アデノシン三リン酸）**：生体が直接利用しているエネルギー源のほとんどは、ATP（アデノシン三リン酸）です。ATPが分解し、ADP（アデノシン二リン酸）に変わるときにエネルギーが発生し、そのエネルギーを生体内の様々な反応に利用しています。

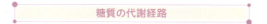

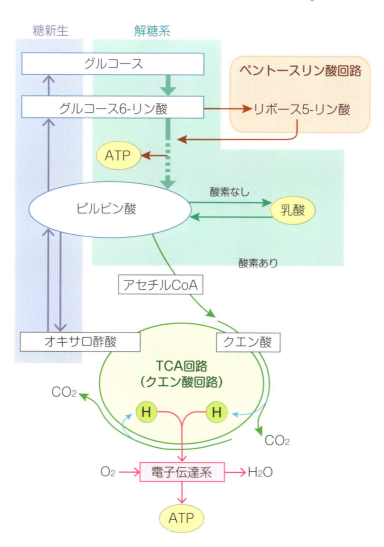

> **電子伝達系**：主に呼吸に関係する3つの代謝のうち、解糖系、TCA回路に続く最終段階。解糖系やTCA回路で生じた物質の力を利用して、エネルギー源であるATPを生成します。

（2）食間の糖質代謝

　食後、2時間以上を経過すると血糖値は元の空腹時の値まで減少します。しかし、体内でのグルコースの利用は続くため、肝臓のグリコーゲンはグルコース6-リン酸などを経てグルコースとなり、血液中に放出されます。肝臓のグリコーゲンが枯渇すると体たんぱく質が分解され、さらに生じたアミノ酸から糖新生によってグルコースが合成され、血糖値が維持されます。これらの働きは、グルカゴン、アドレナリン、グルココルチコイドといった**ホルモン**の共同作業によって行われます。

（3）各臓器の役割

1）肝臓

　肝臓は、グリコーゲンの合成・分解、糖新生などを行っており、糖質代謝において最も重要な働きを担っています。肝臓には、約100g程度のグリコーゲンが貯蔵されていますが、空腹時にグルコースに分解して使える量は、50〜60g程度です。このため空腹状態が5〜6時間続くと脳・神経系のエネルギー消費をグルコースで賄えません。そのような時には肝臓における糖新生が糖質代謝の主体となります。乳酸や体たんぱく質を分解することでアミノ酸からグルコースを生成して血糖として血液に放出します。

　肝臓は、長時間の空腹時も血中のグルコース濃度を一定に保ち、脳・神経系にグルコースを供給する重要な臓器です。

2）筋肉

　筋肉は、常時血液からグルコースを取り込んで筋肉を動かすエネルギーやグリコーゲンの合成をしています。筋肉中のグリコーゲンは、筋肉のエネルギー源としてのみ利用され、血糖として利用されることはありません。また、筋肉組織内で酸素不足により生成された乳酸は、筋肉には糖新生回路がないため、血液によって肝臓に送られ、間接的に糖新生に貢献しています。

3）脂肪組織

　食後、脂肪組織は血液から取り込んだグルコースを脂肪酸に変換し、トリアシルグリセロールとして貯蔵します。脂肪組織の膜に存在するグルコーストランスポーター4がインスリンの刺激を受けてグルコースを細胞内に取り込みます。空腹時には、脂肪組織中のトリアシルグリセロールがグリセロールと脂肪酸に分解されます。グリセロールは、糖新生によってグルコース産生の素材となり、脂肪酸は、筋肉など脂肪酸をエネルギー源として利用できる組織でエネルギーとして利用されます。

（!）
重要語句　　**ホルモン**：一般に内分泌腺で作られ、組織や臓器の形態や機能に栄養を与える有機化合物のことをいいます。

血糖の調節

(1) インスリンの作用

インスリンは、血糖値を低下させる働きのあるホルモンです。食後に血糖値が上昇すると膵臓のランゲルハンス島から分泌されます。これにより、エネルギーを必要とする筋肉や脂肪組織などの細胞へのグルコースの取り込みを促進します。肝臓では、グルコースからのエネルギー産生を促進します。グルコースが余った場合には、飢餓に備えてグリコーゲンを合成して貯蔵します。脂肪組織では、脂肪酸合成に関わる酵素を活性化し、グルコースからトリアシルグリセロールの合成を促進して血糖値を低下させます。

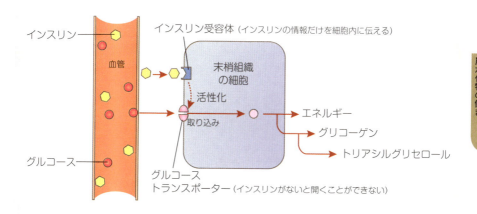

インスリンの作用

(2) 血糖曲線

　血糖は、血液中のグルコースのことをいい、その濃度を血糖値、食後の血糖値を経過時間に沿ってグラフに表したものを血糖曲線といいます。健康な人の空腹時の血糖値は、70〜110mg/dLに保たれています。

　血糖値は、食後30〜60分でピークになります。これは、食事から摂取した糖質が吸収され、門脈経由で肝臓に入り、グルコースとして血液中に放出されたことを示します。その後、インスリンの作用によって血糖値は低下し、食後120〜180分にはほぼ元の空腹時の血糖値に戻ります。これは、血液中に放出されたグルコースが、各組織や臓器に分配され、利用されたことを示しています。

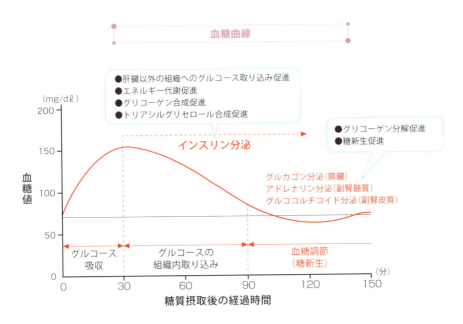

（3）コリ回路

筋肉を使うことで産生される乳酸は、糖新生の材料として使われますが、筋肉では糖新生が行えないため、乳酸は血液によって肝臓に運ばれ、糖新生を受けます。肝臓に運ばれた乳酸は、糖新生によってグルコースとなり、再び筋肉に運ばれ、エネルギーとして利用されます。このような乳酸とグルコースの筋肉と肝臓間の循環をコリ回路といいます。

コリ回路

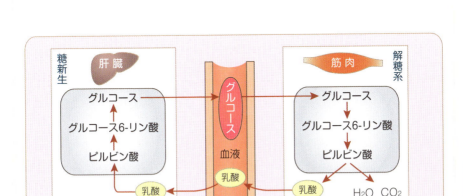

他の栄養素との関係

（1）脂質、糖質間の変換

糖質は、過剰に摂取すると脂質として体内に貯蔵されます。しかし、脂質を構成する脂肪酸は、β酸化の後、クエン酸回路に入ってエネルギーとして利用されるか、脂肪として体内に貯蔵され、脂質から糖質に変換されることはありません。

（2）ビタミンB_1との関係

糖質が体内で正常に代謝されるためには、ビタミンB群やエネルギー産生に関与する補酵素などが必要です。特にビタミンB_1は、糖質がエネルギーになる際に働く酵素の補酵素として不可欠です。そのため、糖質をたくさん摂取するとビタミンB_1の必要量も増加します。ビタミンB_1が不足すると糖質代謝が正常に行われなくなります。

(3) 糖質のたんぱく質節約作用

　エネルギー源として利用できる栄養素は、糖質、脂質、たんぱく質です。このうち、たんぱく質は、エネルギーとして利用するよりも、体たんぱく質として利用することが重要です。エネルギー利用分を糖質や脂質で摂取することで、たんぱく質がエネルギーとして利用されることなく、体たんぱく質を供給するのに最小限の摂取量で済むことを糖質のたんぱく質節約作用といいます。

　たとえば、腎臓病の患者では、たんぱく質がエネルギーに変換される際に生じる尿素をできるだけ減らすことが重要で、そのため糖質と脂質を十分摂取し良質のたんぱく質を少量摂取しますが、これは、このたんぱく質節約作用を利用した食事療法です。

糖質の摂取量

　近年の日本人のエネルギー摂取量に対する糖質のエネルギー比率は、約60%です。糖質は1gあたり4kcalのエネルギーを産生します。日本人の食事摂取基準2015年版では、目標量として50〜65%エネルギーを摂取基準としています。例えば、1日に2,000kcal必要な人であれば、その50〜65%、すなわち1,000kcalから1,300kcalを炭水化物で摂取することを示しています。これは、ご飯に換算すると、ご飯1杯(150g)は252kcalですから、ご飯約4〜5杯に相当します。

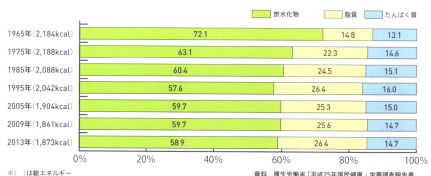

炭水化物、脂質、たんぱく質のエネルギー比率(総数1人1日あたり)

資料　厚生労働省「平成25年国民健康・栄養調査報告書」。
2009年、2013年の比率は、「食品成分表2016 資料編」女子栄養大学出版部より転載。

第4章　炭水化物の働き

Ⅱ　食物繊維

食物繊維の種類

　食物繊維は、「ヒトの消化酵素で消化されない食物中の難消化性成分」と定義されています。食物繊維は、動物性食品にも含まれますが、通常はほとんどが植物性由来の糖質の一種、難消化性多糖類です。食物繊維には様々な種類があり、その種類によって働きも多様ですが、水に溶けにくい不溶性と溶けやすい水溶性に大別することができます。

	名称	主な含有食品
不溶性	セルロース	大豆、ごぼうなど
	ヘミセルロース	小麦、ふすま、大豆など
	リグニン	小麦、穀類など
	キチン	きのこ類など
水溶性	ペクチン	果実類、イモ類など
	ガム質	大豆、大麦など
	グルコマンナン	コンニャクいも

食物繊維の働き

　食物繊維は、消化されずに大腸に到達します。水を吸収すると体積が増加し、粘度の高いゲル状になるため食物のかさを増して糞便の水分量を適度に維持します。こうした作用から以下のような働きをします。

働き	しくみ
血糖値の低下	高い粘性が糖の消化・吸収を遅らせるため、血糖値を改善します。
コレステロール値の低下	高い粘性が胆汁酸を吸着して糞便として排泄を促します。胆汁酸が排泄されると肝臓でコレステロールから胆汁酸への変換が促進するため、コレステロール値を低下させます。
腸内環境を整える	食物繊維は、腸の蠕動運動を促すため、糞便の腸内停滞を防ぎ、有害物質の生成を抑制します。また、腸内細菌によって発酵する食物繊維は、腸内を酸性に保ち酸性環境に強いビフィズス菌や乳酸菌などの有用菌を増加させます。
食べ過ぎの防止	水分を吸収することで食物のかさが増えるため、胃で膨張し食べ過ぎを防ぐことができます。

53

食物繊維の摂取量

　日本人の食事摂取基準2015年版では、18～69歳の摂取基準として1日あたり女性18g以上、男性20ｇ以上としています。健康日本21（第二次）では、野菜を1日に350g以上食べることが推奨されており、野菜350～400gで食物繊維は約18gとることができます。

食物繊維の食事摂取基準（g/日）

性別	男性	女性
年齢（歳）	目標量	目標量
1～2	—	—
3～5	—	—
6～7	11以上	10以上
8～9	12以上	12以上
10～11	13以上	13以上
12～14	17以上	16以上
15～17	19以上	17以上
18～29	20以上	18以上
30～49	20以上	18以上
50～69	20以上	18以上
70以上	19以上	17以上

資料：日本人の食事摂取基準2015年版

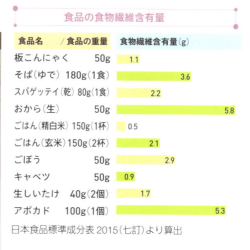

食品の食物繊維含有量

食品名／食品の重量	食物繊維含有量(g)
板こんにゃく　50g	1.1
そば（ゆで）180g(1食)	3.6
スパゲッティ（乾）80g(1食)	2.2
おから（生）　50g	5.8
ごはん（精白米）150g(1杯)	0.5
ごはん（玄米）150g(2杯)	2.1
ごぼう　50g	2.9
キャベツ　50g	0.7
生しいたけ　40g(2個)	1.7
アボカド　100g(1個)	5.3

日本食品標準成分表2015（七訂）より算出

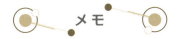

メモ

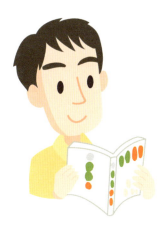

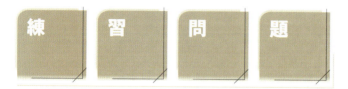

1 糖質の種類について、セルロース、グルコマンナン、ペクチン、アルギン酸などの名称で正しいものは、次のうちどれですか。
① 単糖類
② 少糖類
③ 易消化性多糖類
④ 食物繊維

2 血液中のグルコースのことを、次のうち何といいますか。
① 血漿
② 血糖
③ グリコーゲン
④ アルブミン

3 糖質をとり過ぎるとどのように蓄積されるかについて、間違っているものは次のうちどれですか。
① グリコーゲンとして肝臓に蓄えられる。
② 体脂肪として蓄積される。
③ グリコーゲンとして筋肉に蓄えられる。
④ ケトン体として脳に蓄えられる。

4 糖質の代謝経路において、解糖系で生じたピルビン酸がアセチルCoAに変換され、8つの物質を経由してオキサロ酢酸となるまでの回路の名称は、次のうちどれですか。
① TCA回路
② ペントースリン酸回路
③ 糖新生
④ 電子伝達系

5 糖新生が行われる時について、正しいものは次のうちどれですか。
① 食後すぐ ② 食事中 ③ 満腹時 ④ 空腹時

練習問題

6 以下の文章の空欄に当てはまるものは、次のうちどれですか。

血糖値は、食後、概ね（　　　　　）経過すると空腹時と同じになります。

① 30分　② 1時間　③ 2時間　④ 5時間

7 インスリンの働きについて、正しいものは次のうちどれですか。

① 血糖値を低下させる。

② 血糖値を上昇させる。

8 糖質の代謝について、必要なビタミンは次のうちどれですか。

① ビタミンA

② ビタミンC

③ ビタミンB_1

④ ビタミンD

9 日本人の食事摂取基準2015年版では、エネルギー摂取量に占める炭水化物のエネルギー比率の目標割合を定めています。正しいものは次のうちどれですか。

① 30〜50%

② 50%

③ 50〜65%

④ 60%

10 食物繊維の働きについて、間違っているものは次のうちどれですか。

① 血糖値の低下

② コレステロールの低下

③ 腸内環境を整える

④ 食欲の増進

解答

1 -④、2 -②、3 -④、4 -①、5 -④、6 -③、7 -①、8 -③、9 -③、10-④

第 **5** 章

脂質の働き

第5章 脂質の働き

脂質の種類

脂質は、水に溶けず、有機溶媒に溶ける物質の総称です。脂質の種類には、中性脂肪、コレステロール、リン脂質、脂肪酸があります。

(1) 中性脂肪

中性脂肪は、グリセロール(アルコールの一種)に脂肪酸が結合したものです。一般には、「脂肪」と呼ぶことが多いです。グリセロールに脂肪酸が3つ結合したものをトリアシルグリセロールといい、食品中の脂肪の大部分を占めます。また、体脂肪を構成している脂質も大部分はトリアシルグリセロールです。トリアシルグリセロールは、貯蔵エネルギー源としての働きを持ち、脂溶性ビタミン類の吸収促進や臓器を保護する働きもあります。そのほか、脂肪酸が2つ結合したジアシルグリセロール、1つ結合したモノアシルグリセロールがあります。

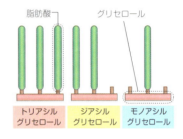

中性脂肪の構造

脂質の種類

種類	体内の存在場所	機能・特徴
中性脂肪	脂肪組織、血漿	・体脂肪の構成成分 ・エネルギー源
コレステロール	血漿、脳神経組織、生体膜	・生体膜成分として膜の機能性に関与
リン脂質	血漿、脳神経組織、生体膜	・生体膜の二重構造を形成 ・膜の内外の物質の出入りに関与 ・神経伝達に関与 ・脳神経組織を構成
脂肪酸	血漿	・エネルギー源 ・空腹時に増加

(2) コレステロール

コレステロールは、**ステロイド化合物**のうち、動物に見いだされるものをいいます。生体内に広く分布する脂質で、主に肝臓で生合成されます。コレステロールは、ステロイドホルモン（副腎皮質ホルモン、性ホルモン）や胆汁酸に変換されます。また、生体膜の主要な構成成分でもあります。

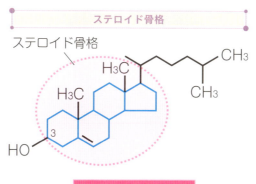

(3) リン脂質

リン脂質は、リン酸を含む複合脂質です。ヒトの体内では、生体膜や神経組織の構成成分です。リン脂質は、脂質であるため、本来であれば水とはなじまない性質（疎水性）ですが、一部に水となじむ構造を持っていることが特徴です。ヒト血漿中のリン脂質の95%は**レシチン**です。レシチンは、大豆や卵黄などの食品にも含まれます。

(4) 脂肪酸

脂肪酸分子は、炭素原子が鎖状に連結し一方の端に**カルボキシ基**、もう一方にメチル基がついた構造です。生体にとってエネルギー源として重要で、中性脂肪、コレステロール、リン脂質の構成成分であり、血漿中では遊離型のものもあります。

脂肪酸は、炭素鎖の長さによって分類される他、炭素間の結合に二重結合を含まない飽和脂肪酸と二重結合を含む不飽和脂肪酸とに分類されます。

重要語句

血漿：血液から血球を除いた液体成分をいいます。

語句解説

ステロイド化合物：ステロイド骨格を持った化合物。ステロイド骨格は、炭素6原子から成る環状構造3個と炭素5原子から成る環状構造1個を含む構造をいいます。

レシチン：リン酸に塩基コリンがついた親水部を持つグリセロリン脂質。マヨネーズは、卵黄に含まれるレシチンの性質を利用して乳化させています。

カルボキシ基：-COOH のこと。

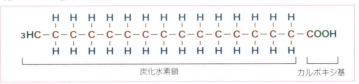

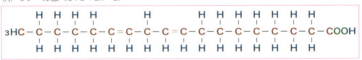

1）炭素鎖の長さによる分類
　炭素数6以下を「短鎖」、炭素数8、10を「中鎖」、炭素数12以上を「長鎖」といいます。天然に存在する脂肪酸のほとんどは、炭素数が偶数個です。

2）不飽和脂肪酸の分類
　不飽和脂肪酸は、二重結合の数や位置、型などによって分類されます。

◆ **一価不飽和脂肪酸**

　不飽和脂肪酸のうち、二重結合を1つだけ含むものをいいます。一価不飽和脂肪酸にはオレイン酸があり、動物・植物界に広く存在します。オレイン酸を多く含む食品にはオリーブオイルがあり、含有率は70％です。

◆ **多価不飽和脂肪酸**

　不飽和脂肪酸のうち、二重結合を2個以上含むものを多価不飽和脂肪酸といいます。植物油や魚油に多く含まれています。

　① 　n-6系（ω6系）

　リノール酸やアラキドン酸で、リノール酸はとうもろこし油や大豆油に、アラキドン酸は卵や肉、魚油に含まれます。

　② 　n-3系（ω3系）

　α-リノレン酸、EPA（エイコサペンタエン酸）、DHA（ドコサヘキサエン酸）で、α-リノレン酸はしそ油に、EPA、DHAは魚油に含まれます。

第5章　脂質の働き

脂肪酸の種類（抜粋）

分類		脂肪酸名	炭素数	二重結合数	含有食品
飽和脂肪酸		酪酸	4	なし	乳製品、バター
		ヘキサン酸（カプロン酸）	6		乳製品、バター
		オクタン酸（カプリル酸）	8		乳製品、バター
		デカン酸（カプリン酸）	10		乳製品、バター
		ラウリン酸	12		パーム油
		ミリスチン酸	14		パーム油、ヤシ油
		パルミチン酸	16		肉、魚
		ステアリン酸	18		肉、魚
		アラキジン酸	20		落花生油、綿実油
不飽和脂肪酸	一価	ミリストレイン酸	14	1	牛肉
		パルミトレイン酸	16		肉、魚
		オレイン酸	18		肉、魚、植物油
	多価（n-6系）	リノール酸	18	2	植物油
		γ-リノレン酸	18	3	母乳
		アラキドン酸	20	4	卵、肉、魚
	多価（n-3系）	α-リノレン酸	18	3	植物油
		EPA（エイコサペンタエン酸）	20	5	魚
		DHA（ドコサヘキサエン酸）	22	6	魚

融点と炭素数の関係

　脂肪酸は炭素数によって分類され、炭素数が多いほど融点は高くなり、二重結合が増えるほど融点は低下します。そのため炭素数が10以上の飽和脂肪酸は、常温では個体であり、不飽和脂肪酸は液体となります。

脂質の代謝

食事で摂取した脂質は、消化されモノアシルグリセロールと脂肪酸として小腸から吸収され、小腸吸収細胞で再びトリアシルグリセロールに合成され、リン脂質やコレステロールとともにリポたんぱく質という形態で血液中を移動します。

（1）リポたんぱく質の種類と働き

トリアシルグリセロールやコレステロールは、血液中では親水性がある部分を持つリポたんぱく質（脂質-たんぱく質複合体）という形態をとります。リポたんぱく質は、脂質が多くたんぱく質が少ないと比重が小さく、サイズが大きくなります。比重が小さく、サイズが大きいものから順に、カイロミクロン（CM）、超低比重リポたんぱく質（VLDL）、低比重リポたんぱく質（LDL）、高比重リポたんぱく質（HDL）の4つに大別されます。

カイロミクロンは、食物から吸収した中性脂肪をエネルギーを必要とする筋肉などの末梢組織に運び、エネルギーが十分足りている時は、脂肪組織へ運びます。超低比重リポたんぱく質は、肝臓で合成された中性脂肪を末梢組織（筋肉や脂肪組織）に運びます。低比重リポたんぱく質は、コレステロールを肝臓から末梢組織に運びます。高比重リポたんぱく質は、コレステロールを末梢組織から肝臓へ運びます。

リポたんぱく質の種類

名称	サイズ (nm)	比重	組成（重量%）				合成場所	主な機能
			たんぱく質	リン脂質	コレステロール	トリアシルグリセロール		
カイロミクロン	75〜1,200	<0.95	2	7	5	86	小腸	食物から吸収した脂質を、エネルギーを必要とする末梢組織に運ぶ。また、エネルギーが十分な時は、脂肪組織に運ぶ。
超低比重リポたんぱく質（VLDL）	30〜70	0.95〜1.006	8	18	19	55	肝臓	肝臓で合成された脂質を末梢組織（筋肉や脂肪組織）へ運ぶ。
低比重リポたんぱく質（LDL）	22	1.019〜1.063	22	22	50	6	血液	コレステロールを肝臓から末梢組織へ運ぶ。
高比重リポたんぱく質（HDL）	10	1.063〜1.125	40	33	22	5	肝臓	コレステロールを末梢組織から肝臓へ運ぶ。

(2) 空腹時の脂質代謝

　空腹時、体脂肪として蓄積されているトリアシルグリセロールは、脂肪酸とグリセロールに分解されます。グリセロールは血中に拡散し、脂肪酸はたんぱく質であるアルブミンと結合して血中を運搬され、エネルギーが必要な組織に取り込まれ、利用されます。細胞内に取り込まれた脂肪酸は、ATPのエネルギーを使ってアシルCoAとなり、β酸化で燃焼します。脂肪酸がβ酸化されて生じたアセチルCoAからは、ケトン体が産生されます。ケトン体は、血中に放出され、最終的にはエネルギー源として利用されます。また、空腹時には、脳でもケトン体が利用されます。

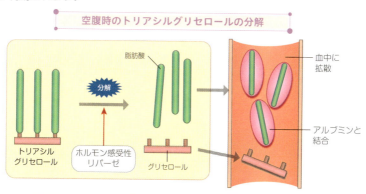

空腹時のトリアシルグリセロールの分解

(3) 脂肪酸の代謝

　脂肪酸は、脳・神経系を構成する細胞及び赤血球を除くすべての細胞のミトコンドリア内でβ酸化を受け、エネルギーとなります。脂肪酸が完全に酸化分解されたときのエネルギーは、9kcal/gです（糖質とたんぱく質は、いずれも4kcal/g）。

1）β酸化

　β酸化とは、細胞内に取り込まれた脂肪酸が最終的にアセチルCoAを産生する代謝経路です。産生されたアセチルCoAは、オキサロ酢酸と反応してクエン酸を生成し、クエン酸回路によって発生した水素が次の代謝経路である電子伝達系に渡され、ATPが産生され、二酸化炭素と水に完全燃焼されます。

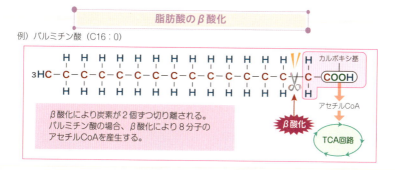

脂肪酸のβ酸化

65

2）ケトン体

　空腹時に脂肪細胞から血中に取りだされた遊離脂肪酸は、エネルギーを必要とする細胞に取り込まれてβ酸化を受けます。β酸化が行われると大量のアセチルCoAが生成されますが、クエン酸回路で完全燃焼するためには、オキサロ酢酸が必要です。オキサロ酢酸は、糖質から供給されるため、飢餓状態などではオキサロ酢酸が供給されず、アセチルCoAは、クエン酸回路で酸化されずに肝臓でケトン体となります。

　肝臓において活発にβ酸化が行われると、大量にケトン体を産生しますが、肝臓にはケトン体を処理する酵素がないため、ケトン体は血中に大量に放出され、肝臓以外のケトン体を処理する酵素のあるところでエネルギーとして消費されます。脳においても空腹時には、ケトン体を取り込んでエネルギーとして利用します。ケトン体産生が過剰になり、血中濃度が上昇すると、血液のpHが酸性に傾いて**アシドーシス**を引き起こします。

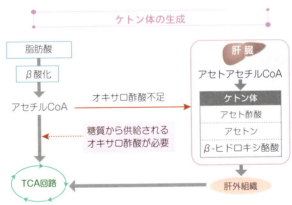

ケトン体の生成

コレステロールの臓器間輸送

　食事中のコレステロールや肝臓で合成されたコレステロールは、超低比重リポたんぱく質（VLDL）や低比重リポたんぱく質（LDL）によって体内の末梢組織の細胞に運ばれて細胞膜などの原料として使われます。これが過剰になると動脈硬化などの原因となります。一方、末梢組織で過剰となったコレステロールは高比重リポたんぱく質（HDL）によって肝臓へ運搬されます。このため、HDLと共に運ばれるコレステロールを善玉コレステロール、LDLなどと共に運ばれるコレステロールを悪玉コレステロールといいます。

語句解説 ❓ **アシドーシス**：酸血症。吐気、嘔吐などの症状が出ます。体液がpH7.35以下の酸性状態となることをいいます。

(4) コレステロールの合成と調節

　コレステロールは、主に肝臓と小腸においてアセチルCoAを素材として10段階以上の酵素反応などを経て作られます。食事からのコレステロール摂取量は、1日0.2～0.5gであり、そのうち、40～60％は、体内に吸収されます。これに対し、体内で合成されるコレステロールは、体重50kgの人で0.6～0.65gであり、コレステロールの供給は、体内で合成される方が多いです。HMG-CoA還元酵素は、コレステロールの生合成を調節する鍵酵素で、最終生成物であるコレステロール量が細胞中に増えるとHMG-CoA還元酵素は活性が抑制され、コレステロールの合成が低下します。これを、コレステロールのフィードバック調節といいます。

(5) 胆汁酸の腸肝循環

　コレステロールは、胆汁酸の生成に利用されます。肝臓で生成された胆汁酸は、胆汁として分泌され一時貯蔵・濃縮され十二指腸に分泌されます。胆汁酸の十二指腸への分泌量は、1日20～30gもあり、小腸の空腸で脂質が吸収された後、胆汁酸のほとんど（約95％）は、回腸で再吸収されます。再吸収された胆汁酸は、再び肝臓に戻り、また十二指腸から分泌されます。こうした胆汁酸の動態を腸肝循環といいます。再吸収されなかった胆汁酸は、便中に排泄されます。

胆汁酸の腸肝循環

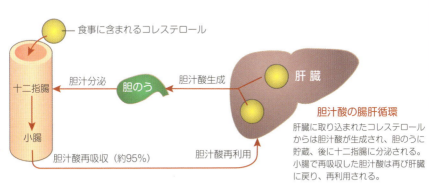

胆汁酸の腸肝循環
肝臓に取り込まれたコレステロールからは胆汁酸が生成され、胆のうに貯蔵、後に十二指腸に分泌される。小腸で再吸収した胆汁酸は再び肝臓に戻り、再利用される。

脂質の摂取量と質

（1）脂肪エネルギー比率

　1日に摂取するエネルギーのうち、脂質が占める割合を脂肪エネルギー比率といいます。日本人の食事摂取基準2015年版では、適切な脂肪エネルギー比率を20〜30％としています。しかし、脂肪エネルギー比率が30％以上の人は成人男性で約20％、女性で約27％ほど存在します。

　高脂肪・低糖質食は、血中LDLコレステロール濃度の上昇、冠動脈疾患リスクの増加などを招きます。一方、低脂質・高糖質食では食後血糖値が上がり、血中の中性脂肪が増加、血中のHDLコレステロール濃度が低下します。また、極端な低脂肪食は必須脂肪酸であるリノール酸不足の危険もあります。このため、適切な脂質量の食事が重要です。

（2）必須脂肪酸

　脂質を構成する脂肪酸の中には、リノール酸やα-リノレン酸など、体内で合成されず食物から摂取しなければならない脂肪酸があり、これらのことを必須脂肪酸といいます。

　ヒトの体内では、飽和脂肪酸はアセチルCoAから生合成されます。飽和脂肪酸の生合成経路は、肝臓、腎臓、脂肪組織、脳などの各組織に存在します。また、肝臓などでは、飽和脂肪酸から不飽和化により不飽和脂肪酸を生成することができます。植物の細胞内では、オレイン酸からリノール酸やα-リノレン酸が生成できますが、ヒトはこの代謝を行う酵素が欠損しているため、体内でリノール酸やα-リノレン酸を作るこができません。このため、これらは必須脂肪酸として食事から摂取する必要があります。

（3）n-6系脂肪酸とn-3系脂肪酸

　リノール酸（n-6系）とα-リノレン酸（n-3系）などの必須脂肪酸は、食品から摂取すると酵素の働きによって、次々と異なった脂肪酸に代謝されます。

　リノール酸は、γ-リノレン酸、ジホモ-γ-リノレン酸を経て、アラキドン酸を生成します。また、α-リノレン酸は、エイコサペンタエン酸（EPA）やドコサヘキサエン酸（DHA）などに代謝されます。

　アラキドン酸、EPA、DHAはリン脂質に取り込まれ、ヒトの細胞を作る成分となります。さらに、アラキドン酸、EPA、ジホモ-γ-リノレン酸は、生体の生理活動に作用をもたらすエイコサノイドと呼ばれる物質に変化し、様々な生体機能に関与します。また、魚介類由来であるn-3系のEPAとDHAは、冠動脈疾患に対し強い予防・治療効果があり、脳梗塞、がん、アレルギー、うつなどの予防効果も期待されています。このため、これらの脂肪酸を摂取することは、ますます重要視されています。

第5章 脂質の働き

脂肪酸の代謝

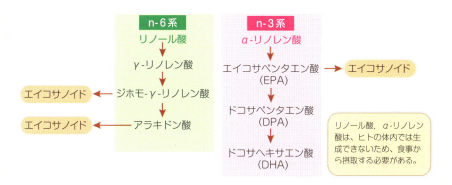

食品の飽和脂肪酸含有量

食品名 / 食品の重量	飽和脂肪酸含有量(g)
豚ばら肉(生) 80g	11.68
豚ひき肉(生) 80g	4.99
和牛サーロイン(生) 80g	13.03
ベーコン 20g(1枚)	2.96

食品のn-6系、n-3系脂肪酸含有量

食品名 / 食品の重量	n-6系脂肪酸含有量(g)	n-3系脂肪酸含有量(g)
まいわし 80g	0.22	1.70
まさば 80g	0.34	1.70
ぶり(切り身) 80g	0.30	2.68
鮭(切り身) 80g	0.06	0.65
さんま 80g	0.41	3.02

日本食品標準成分表 2015(七訂)より算出

油大さじ1（12g）の脂肪酸含有量

食品名	飽和脂肪酸（g）	一価不飽和脂肪酸（g）	多価不飽和脂肪酸（g）	その他（g）
オリーブ油	1.59	8.88	0.87	0.66
ごま油	1.80	4.51	4.94	0.75
調合油	1.32	4.93	4.91	0.84
あまに油	0.97	1.91	8.54	0.58
えごま油	0.92	2.03	8.47	0.58
ココナッツオイル	10.08		0.79 0.18	0.95
バター	6.29	2.22 0.25	3.24	

日本食品標準成分表 2015（七訂）より算出

（4）エイコサノイド

　アラキドン酸やEPAなどの不飽和脂肪酸から、酵素の作用によって作られる生理活性物質をエイコサノイドといいます。生理活性物質とは、細胞が分泌する生理作用を有する化学物質の総称で、サイトカインともいい、脂肪酸のほか、たんぱく質やアミノ酸からも作られます。体内には、数百種類存在するといわれています。

主なエイコサノイドの特徴と生理作用

基質となる脂肪酸	エイコサノイド名	産生場所	生理作用
アラキドン酸 （n-6系）	プロスタサイクリン	血管壁	・血小板凝集抑制 ・血管拡張
	トロンボキサン	血小板	・血小板凝集亢進 ・血管収縮 ・気管支収縮
	ロイコトリエン	白血球	・白血球活性化 ・炎症促進
EPA （n-3系）	プロスタサイクリン	血管壁	・血小板凝集抑制 ・血管拡張
	トロンボキサン	血小板	基質となる脂肪酸がアラキドン酸の場合のトロンボキサンより作用が弱い
	ロイコトリエン	白血球	基質となる脂肪酸がアラキドン酸の場合のロイコトリエンより作用が弱い ・気管支収縮

脂質と飽和脂肪酸の食事摂取基準

年齢（歳）	脂質摂取目標量 （中央値） （％エネルギー）	飽和脂肪酸摂取目標量　％エネルギー（摂取量g）	
		男性	女性
1～2		－	－
3～5		－	－
6～7		－	－
8～9		－	－
10～11		－	－
12～14	20～30（25）	－	－
15～17		－	－
18～29		7（20.6）以下	7（15.1）以下
30～49		7（20.6）以下	7（15.5）以下
50～69		7（19.1）以下	7（14.7）以下
70以上		7（17.1）以下	7（13.6）以下

資料：日本人の食事摂取基準 2015 年版
・摂取量（g）は、推定エネルギー必要量を摂取エネルギーとした場合の重量を算定。

n-6系とn-3系脂肪酸の食事摂取基準（g/日）

年齢（歳）	n-6系脂肪酸（目安量）		n-3系脂肪酸（目安量）	
	男性	女性	男性	女性
1～2	5	5	0.7	0.8
3～5	7	6	1.3	1.1
6～7	7	7	1.4	1.3
8～9	9	7	1.7	1.4
10～11	9	8	1.7	1.5
12～14	12	10	2.1	1.8
15～17	13	10	2.3	1.7
18～29	11	8	2.0	1.6
30～49	10	8	2.1	1.6
50～69	10	8	2.4	2.0
70以上	8	7	2.2	1.9

資料：日本人の食事摂取基準 2015 年版

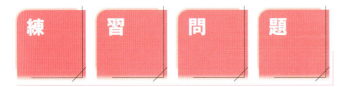

1 食品中の脂肪についてその大部分を占めるものは、次のうちどれですか。
① トリアシルグリセロール
② グルテン
③ コレステロール
④ リン脂質

2 コレステロールが生合成される場所について、正しいものは次のうちどれですか。
① 膵臓
② 脾臓
③ 大腸
④ 肝臓

3 コレステロールがもとになっている体の成分について、間違っているものは、次のうちどれですか。
① 副腎皮質ホルモン
② 性ホルモン
③ 膵液
④ 生体膜

4 脂肪酸について、n-3系多価不飽和脂肪酸ではないものは、次のうちどれですか。
① EPA
② DHA
③ リノール酸
④ α-リノレン酸

5 脂質が吸収される場所について、正しいものは次のうちどれですか。
① 胃
② 小腸
③ 大腸

練習問題

6 リポたんぱく質の種類について、サイズが最も大きいものは次のうちどれですか。
① カイロミクロン
② 超低比重リポたんぱく質
③ 低比重リポたんぱく質
④ 高比重リポたんぱく質

7 通常、善玉コレステロールといわれているものは、次のうちどれですか。
① カイロミクロン
② VLDL
③ LDLコレステロール
④ HDLコレステロール

8 空腹時、体脂肪として蓄積されているトリアシルグリセロールが分解されますが、細胞内に取り込まれた脂肪酸がβ酸化を受けて生じたアセチルCoAから産生する物質は、次のうちどれですか。
① ケトン体
② アルブミン
③ グルコース

9 コレステロールは、食事から摂取する分と体内で合成される分がありますが、その量について、正しいものは次のうちどれですか。
① 食事から摂取する量が多い
② 体内で合成する量が多い
③ いずれも同じくらい

10 日本人の食事摂取基準2015年版で総エネルギーに対する脂肪エネルギー比率の目標量について、正しいものは次のうちどれですか。
① 10～20%
② 20～30%
③ 30～40%
④ 15～35%

第5章
脂質の働き

解答
1-①、2-④、3-③、4-③、5-②、6-①、7-④、8-①、9-②、10-②

第 **6** 章

ビタミン

第6章 ビタミン

I 脂溶性ビタミン

ビタミンA（レチノール）

ビタミンAは、体内に取り込まれると類似化合物であるレチナール、レチノイン酸へと代謝されます。レチナールは、目の網膜にある紫紅色の感光物質ロドプシン（視紅）の成分として必須のものです。レチノイン酸は、細胞の核内に存在するたんぱく質に結合し、遺伝子発現を調節し細胞分化を正常に保つ働きがあります。また、皮膚や粘膜に存在する糖たんぱく質の合成にも必要です。

ビタミンAは、主に乳製品、卵、魚介類、肉類などの動物性食品に含まれています。脂溶性ビタミンのため、油と一緒に摂取することで効率よく吸収されます。

【ビタミンA（レチノール）の働き】

・ 目の健康を維持する

・ 皮膚・粘膜の健康を維持する

【欠乏と過剰摂取】

ビタミンAが不足すると乳児や幼児の場合、角膜乾燥症が起こり失明することもあります。成長期の子どもは、成長阻害、骨・神経の発達抑制が見られる場合もあります。成人の場合は、暗いところで視力が低下する夜盲症になります。また、皮膚や粘膜が乾燥する、腫れて厚くなる、角質化するなどの症状が出ます。免疫機能も低下し感染症にかかりやすくなります。

過剰に摂取した場合の顕著な症状は頭痛です。また、脱毛や筋肉痛が起こる他、妊婦が過剰に摂取した場合は、胎児奇形のリスクが高くなるとされています。

第6章　ビタミン

ビタミンA（レチノール活性当量）の食事摂取基準（μgRAE/日）

性別	男性	女性	
年齢（歳）	推奨量	推奨量	耐容上限量
1〜2	400	350	600
3〜5	500	400	700
6〜7	450	400	900
8〜9	500	500	1,200
10〜11	600	600	1,500
12〜14	800	700	2,100
15〜17	900	650	2,600
18〜29	850	650	2,700
30〜49	900	700	2,700
50〜69	850	700	2,700
70以上	800	650	2,700

資料：日本人の食事摂取基準 2015 年版

食品のビタミンA（レチノール活性当量）含有量

食品名	食品の重量	レチノール活性当量（μgRAE）
鶏レバー	50g	7,000
あんこう（きも）	50g	4,150
うなぎの蒲焼き	80g	1,200
ほたるいか（ゆで）	50g	950
ぎんだら（生）	80g	1,200
にんじん	50g	345
モロヘイヤ	50g	420
豆苗	50g	170
ほうれん草	50g	175

日本食品標準成分表 2015（七訂）より算出

カロテノイド

　カロテノイドは、緑黄色野菜や果物などの植物性食品に含まれる天然の黄色や赤色の色素の一種です。カロテノイドには、抗酸化作用があるため、生活習慣病の予防に有効であるとされています。酸素や光によって酸化されやすいという性質がありますが、冷凍には安定しています。

（1）プロビタミンAとしての作用

　カロテノイドの中には、体内に取り込まれるとビタミンAに変換されるものがあります。

　このようなカロテノイドをプロビタミンAといいます。例えば、β-カロテン、α-カロテン、γ-カロテン、β-クリプトキサンチンなどです。これらは、体内でビタミンAに変換されますがレチノールのような過剰摂取による健康障害は知られていません。

　これらカロテノイドのビタミンAとしての効力は、吸収率と変換率の両方から算出します。プロビタミンAの吸収率は、ビタミンAの吸収率（70〜90％）より低く、変換率は約2分の1であるため、食品中のビタミンAの効力は、レチノールにβ-カロテン当量を加えた「レチノール活性当量」として表します。

77

カロテノイドの種類

α-カロテン (カロテン類) β-カロテンに次いで2番目に多いカロテン。プロビタミンAとしての作用があるが効力は低い。緑黄色野菜に多く含まれている。	**β-カロテン** (カロテン類) プロビタミンAとしての効力が最も高い。カボチャ、ニンジン、ホウレンソウなどの緑黄色野菜に多く含まれている。	**γ-カロテン** (カロテン類) プロビタミンAとしての作用があるが、効力はあまり強くない。ニンジンなどに微量に含まれている。
アスタキサンチン (キサントフィル類) エビやカニなどの甲殻類のほかに、サケ、マス、など赤色の身にも含まれているたんぱく質複合体。	**カプサンチン** (キサントフィル類) トウガラシ、赤ピーマンの赤色の主成分である。強い抗酸化作用があり、老化の抑止、動脈硬化の予防に効果があるとされている。	**フコキサンチン** (キサントフィル類) ワカメ、コンブなど褐藻類にごく微量に含まれている。脂肪の燃焼を促進させる効果があるとされている。
クリプトキサンチン (キサントフィル類) かんきつ類、トウモロコシ、カボチャ、柿などに含まれている。プロビタミンAとしての作用をもつ。	**ルテイン** (キサントフィル類) ビタミンAには変換されない。ホレンソウ、ブロッコリー、トウモロコシ、ケール、卵黄などに多く含まれる。	**リコペン** (カロテン類) 抗酸化作用が強い。ビタミンAとしての作用はない。トマト、ピンクグレープフルーツ、スイカ、柿などに多く含まれる。

ビタミンD（カルシフェロール）

　ビタミンDには、キノコ類に含まれるビタミンD_2と魚介類や卵に含まれるビタミンD_3があります。これらは、それぞれに前駆体としてプロビタミンDがあり、プロビタミンDに紫外線を照射することにより生成されます。

　体内で活性化したビタミンDを活性型ビタミンDといい、血中カルシウム濃度の維持・上昇に関与し、骨の形成と成長を促します。小腸では、カルシウム結合たんぱく質の合成や腸管からのカルシウム吸収を促進します。また、腎臓では、尿細管でのカルシウムやリンの再吸収を高めます。

　ビタミンDは熱に対して強く、酸化されにくいという性質があります。このため、加熱調理や酸化による損失が少ないのも特徴です。ヒトは、食品からビタミンDを摂取するほか、日光にあたることにより体内でビタミンDを合成しています。

? 語句解説　前駆体：一連の化学反応において、ある物質が生成される前の段階にある物質のことをいいます。

【ビタミンDの働き】
- カルシウムの吸収を助ける
- 丈夫な骨や歯を形成する
- 血液や筋肉のカルシウム濃度を調整する

　カルシウムは、血液や筋肉に一定の濃度が保たれており、体の様々な機能を調節していますが、ビタミンDは、カルシウムの濃度を保つ働きをしています。

【欠乏と過剰摂取】
　ビタミンDが不足すると、カルシウムを十分摂取していてもカルシウムの吸収・代謝が悪くなるため、骨が変形し曲がってしまう骨軟化症やくる病になることがあります。また、高齢者や閉経後の女性の場合は、骨粗しょう症のリスクとなります。

　ビタミンDを過剰に摂取すると全身の倦怠感、食欲不振、嘔吐などを引き起こします。さらに血管壁や内臓に不必要なカルシウムの沈着が起こり、高カルシウム血症、腎障害等の重篤な臓器障害を引き起こすことがあります。

ビタミンDの食事摂取基準（μg/日）

性別	男性及び女性	
年齢(歳)	目安量	耐容上限量
1～2	2.0	20
3～5	2.5	30
6～7	3.0	40
8～9	3.5	40
10～11	4.5	60
12～14	5.5	80
15～17	6.0	90
18～29	5.5	100
30～49	5.5	100
50～69	5.5	100
70以上	5.5	100

資料：日本人の食事摂取基準2015年版

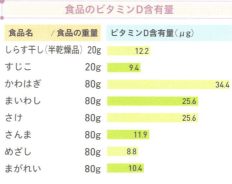

食品のビタミンD含有量

食品名	食品の重量	ビタミンD含有量(μg)
しらす干し(半乾燥品)	20g	12.2
すじこ	20g	9.4
かわはぎ	80g	34.4
まいわし	80g	25.6
さけ	80g	25.6
さんま	80g	11.9
めざし	80g	8.8
まがれい	80g	10.4

日本食品標準成分表2015（七訂）より算出

ビタミンE（トコフェロール）

ビタミンEには、トコフェロールとトコトリエノールの2種類があり、それぞれにα-、β-、γ-、δ-の計8種類の同族体があります。

ビタミンEには、強力な抗酸化作用があります。このため、脂質で構成されている細胞膜などが、活性酸素や**フリーラジカル**により酸化されるのを食い止める働きをします。酸化を阻止すると、ビタミンEは酸化型ビタミンEとなり抗酸化力を失いますが、ビタミンCの作用によって再生され、抗酸化力を取り戻します。このため、ビタミンEとビタミンCは一緒に摂取すると効果的です。

ビタミンEは、血液中の脂質の過酸化を防ぐことによる動脈硬化予防のほか、生体膜を安定化することによる制がん作用があります。また、性ホルモンの生成や分泌に関与し、生殖機能の維持に働いています。

ビタミンEは、大豆油などの植物油、バターや卵黄に多く含まれています。体内では、主に細胞膜に存在し、副腎、肝臓、心筋、睾丸、子宮などの組織に蓄えられています。

【ビタミンEの働き】
- 不飽和脂肪酸などの酸化を防ぐ（抗酸化作用による動脈硬化予防）
- 生殖機能を維持する

【欠乏と過剰摂取】
　ビタミンEが不足すると動脈硬化など多くの生活習慣病や老化のリスクを高めます。動物ではビタミンEの欠乏により不妊や筋肉の委縮が報告されていますが、ヒトではほとんど認められていません。ビタミンEの過剰摂取は、出血の危険性が高まるとされています。

ビタミンEの食事摂取基準（mg/日）

性別	男性		女性	
年齢（歳）	目安量	耐容上限量	目安量	耐容上限量
1～2	3.5	150	3.5	150
3～5	4.5	200	4.5	200
6～7	5.0	300	5.0	300
8～9	5.5	350	5.5	350
10～11	5.5	450	5.5	450
12～14	7.5	650	6.0	600
15～17	7.5	750	6.0	650
18～29	6.5	800	6.0	650
30～49	6.5	900	6.0	700
50～69	6.5	850	6.0	700
70以上	6.5	750	6.0	650

・α-トコフェロールについて算定。（α-トコフェロール以外のビタミンEは含んでいない。）
資料：日本人の食事摂取基準 2015年版

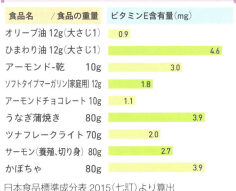

食品のビタミンE（α-トコフェロール）含有量

食品名／食品の重量	ビタミンE含有量(mg)
オリーブ油 12g（大さじ1）	0.9
ひまわり油 12g（大さじ1）	4.6
アーモンド-乾　10g	3.0
ソフトタイプマーガリン(家庭用) 12g	1.8
アーモンドチョコレート 10g	1.1
うなぎ蒲焼き　80g	3.9
ツナフレークライト 70g	2.0
サーモン（養殖，切り身）80g	2.7
かぼちゃ　80g	3.9

日本食品標準成分表 2015（七訂）より算出

ビタミンK

天然にみられるビタミンKには、ビタミンK_1（フィロキノン）とビタミンK_2（メナキノン類）があります。ビタミンK_1は、植物の葉緑体で作られ、緑黄色野菜、植物油、豆類、海藻類に多く含まれます。ビタミンK_2は、動物性食品や納豆に多く含まれるほか、必要量の半分ほどは大腸の腸内細菌によって作られています。

ビタミンKは、血液の凝固をバランスよく保つのに不可欠な栄養素です。また、ビタミンDと共に骨の健康に不可欠なビタミンで、カルシウムを骨に取り込むのを助けます。

【ビタミンKの働き】
- 血液凝固に働く
- 骨の形成を助ける

【欠乏と過剰摂取】

ビタミンKは、腸内細菌からも作られるため、成人では欠乏症が起こることはほとんどありません。ビタミンKの過剰症は、新生児では、溶血性貧血や核黄疸、成人では呼吸困難や貧血が生じる場合もあるとされています。血液抗凝固剤のワルファリンを服用している場合は、ワルファリンの作用をビタミンKが減弱してしまうため、納豆やクロレラなどビタミンKを多く含む食品の摂取をさけるように医師から指示される場合があります。

ビタミンKの食事摂取基準（μg/日）

性別	男性及び女性
年齢（歳）	目安量
1～2	60
3～5	70
6～7	85
8～9	100
10～11	120
12～14	150
15～17	160
18～29	150
30～49	150
50～69	150
70以上	150

資料：日本人の食事摂取基準2015年版

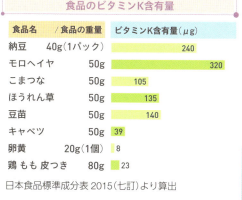

食品のビタミンK含有量

食品名 / 食品の重量	ビタミンK含有量（μg）
納豆　40g（1パック）	240
モロヘイヤ　50g	320
こまつな　50g	105
ほうれん草　50g	135
豆苗　50g	140
キャベツ　50g	39
卵黄　20g（1個）	8
鶏 もも 皮つき　80g	23

日本食品標準成分表 2015（七訂）より算出

語句解説 フリーラジカル：他の分子から電子を奪い取る力が強まっている原子や分子のこと。イオンよりも活性度が高いため、分子を引き離すなどして細胞を完全に破壊してしまうことがあります。

Ⅱ　水溶性ビタミン

ビタミンB₁（チアミン）

ビタミンB₁は、化学名をチアミンといい、20世紀初頭に**脚気**を防ぐ成分として発見されました。ビタミンB₁は、食事として体内に取り込まれた後、その大部分はチアミンピロリン酸（TPP）となり、補酵素として糖代謝や**分岐鎖アミノ酸（BCAA）**の代謝に作用します。そのほか、中枢神経や末梢神経の機能を正常に保つ働きも持っています。

ビタミンB₁は、米ぬか、小麦胚芽、豚肉、ごま、大豆に多く含まれます。糖質の代謝に不可欠なビタミンで、日本人には不足しやすい栄養素です。

でんぷんなどの糖質は、グルコースに分解され、さらにグルコースは酵素の働きで分解されエネルギーとして利用されます。この酵素が働く時に必要な補酵素がビタミンB₁です。にんにくと一緒に摂取すると腸からの吸収がよく、血中のビタミンB₁濃度も長時間維持されやすいという特徴があります。

【ビタミンB₁の働き】

・　補酵素として糖質がエネルギーとして利用される時に働く

・　神経機能を維持する

【欠乏と過剰摂取】

ビタミンB₁が不足すると糖質を摂取してもエネルギーに変えることができず、乳酸などの疲労物質がたまり、疲れやすくなります。また、慢性的に不足すると脚気やウェルニッケ・コルサコフ症候群が引き起こされます。

ビタミンB₁は過剰に摂取しても排出されますが、毎日とりすぎると頭痛、不眠、皮膚炎などの症状が引き起こされるという報告があります。

ビタミンB₁の食事摂取基準（mg/日）

性別	男性	女性
年齢（歳）	推奨量	推奨量
1〜2	0.5	0.5
3〜5	0.7	0.7
6〜7	0.8	0.8
8〜9	1.0	0.9
10〜11	1.2	1.1
12〜14	1.4	1.3
15〜17	1.5	1.2
18〜29	1.4	1.1
30〜49	1.4	1.1
50〜69	1.3	1.0
70以上	1.2	0.9

資料：日本人の食事摂取基準 2015 年版

食品のビタミンB₁含有量

食品名／食品の重量	ビタミンB₁含有量（mg）
豚 ヒレ肉　80g	1.06
豚 もも肉　80g	0.72
ごはん（精白米）150g（1杯）	0.03
ごはん（発芽玄米）150g（1杯）	0.20
ごはん（玄米）150g（1杯）	0.24
納豆　40g（1パック）	0.03
木綿豆腐 100g（1/3丁）	0.07
みそ　18g（大さじ1）	0.01
ぶなしめじ 50g（1/2パック）	0.08

日本食品標準成分表 2015（七訂）より算出

ビタミンB₂（リボフラビン）

　ビタミンB₂は、化学名をリボフラビンといい、強い黄色を発する物質です。体内では補酵素として存在し、たんぱく質と結合して生体内のエネルギー代謝で作用します。ビタミンB₂は、糖質、脂質、たんぱく質からのエネルギー産生に関与するとともに、抗酸化作用を助ける働きもあります。

　ビタミンB₂は牛肉、豚肉、うなぎ、ぶり、卵黄、牛乳・乳製品などの動物性食品に多く含まれます。

【ビタミンB₂の働き】
- 糖質、脂質、たんぱく質の代謝を助ける
- たんぱく質の合成を助け皮膚や粘膜の機能を維持する

【欠乏と過剰摂取】
　ビタミンB₂が不足すると、口角炎、口唇炎、舌炎、皮膚炎などになることが知られています。とりすぎても、体内に貯蔵できず排泄されます。

ビタミンB₂の食事摂取基準（mg/日）

性別	男性	女性
年齢（歳）	推奨量	推奨量
1～2	0.6	0.5
3～5	0.8	0.8
6～7	0.9	0.9
8～9	1.1	1.0
10～11	1.4	1.3
12～14	1.6	1.4
15～17	1.7	1.4
18～29	1.6	1.2
30～49	1.6	1.2
50～69	1.5	1.1
70以上	1.3	1.1

資料：日本人の食事摂取基準2015年版

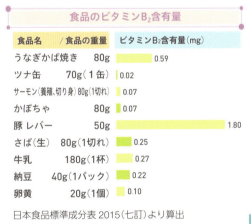

食品のビタミンB₂含有量

食品名 / 食品の重量	ビタミンB₂含有量（mg）
うなぎかば焼き　80g	0.59
ツナ缶　70g（1缶）	0.02
サーモン（養殖、切り身）80g（1切れ）	0.07
かぼちゃ　80g	0.07
豚 レバー　50g	1.80
さば（生）　80g（1切れ）	0.25
牛乳　180g（1杯）	0.27
納豆　40g（1パック）	0.22
卵黄　20g（1個）	0.10

日本食品標準成分表2015（七訂）より算出

語句解説

脚気：脚気は、糖代謝が正常に機能せず、ピルビン酸がアセチルCoAに変換されないため、ピルビン酸の代謝産物である乳酸が組織に過剰に蓄積されることで発症する病気です。

分岐鎖アミノ酸（BCAA）：必須アミノ酸のうち、バリン、ロイシン、イソロイシンを合わせて分岐鎖アミノ酸（BCAA）といいます。豆腐、梨、ナッツ類などに含まれ、アンモニアの排泄、エネルギー代謝、スタミナの向上などに貢献します。

ビタミンB₆（ピリドキシン）

ビタミンB₆は、ピリドキシン、ピリドキサール、ピリドキサミンの3つの化合物の総称です。体内では、ピリドキサールリン酸（PLP）という補酵素として存在します。ピリドキサールリン酸は、アミノ酸やたんぱく質の代謝に広く関与しています。このため、たんぱく質を多く摂取するスポーツ選手などは、ビタミンB₆も多く必要となります。

また、セロトニン、ドーパミン、アドレナリン、ヒスタミンなどの神経伝達物質の合成にも必要となる物質です。

【ビタミンB₆の働き】

・たんぱく質の代謝を助ける

・神経伝達物質の合成に関わる

【欠乏と過剰摂取】

ビタミンB₆が欠乏した場合の症状には、食欲不振、皮膚炎、口内炎などがありますが、腸内細菌により合成されるため、欠乏症はあまりみられません。

ビタミンB₆の食事摂取基準（mg/日）

性別	男性		女性	
年齢（歳）	推奨量	耐容上限量	推奨量	耐容上限量
1～2	0.5	10	0.5	10
3～5	0.6	15	0.6	15
6～7	0.8	20	0.7	20
8～9	0.9	25	0.9	25
10～11	1.2	30	1.2	30
12～14	1.4	40	1.3	40
15～17	1.5	50	1.3	45
18～29	1.4	55	1.2	45
30～49	1.4	60	1.2	45
50～69	1.4	55	1.2	45
70以上	1.4	50	1.2	40

※ 耐容上限量は、ピリドキシンの量を表す。

資料：日本人の食事摂取基準 2015 年版

食品のビタミンB₆含有量

食品名 ／食品の重量	ビタミンB₆含有量（mg）
鶏 レバー　　　　50g	0.33
鶏 ささみ　　　　80g	0.48
きはだまぐろ　　　80g	0.51
かつお　　　　　　80g	0.61
鮭（切り身）80g（1切れ）	0.51
さんま　　　　　　80g	0.41
赤ピーマン80g（1/2個）	0.30
バナナ　　　100g（1本）	0.38
ピスタチオ（味付き）10g	0.12

日本食品標準成分表 2015（七訂）より算出

ビタミンB₁₂（コバラミン）

ビタミンB₁₂は、コバルトを含む赤色結晶のビタミンで化学名をコバラミンといいます。水溶性で熱に強い性質を持っています。悪性貧血を防ぐ因子として牛の肝臓で発見された物質です。生体内では、補酵素として存在し、アミノ酸代謝や脂質代謝に関与しています。また、葉酸とともに赤血球の生成に関与しています。

食品中のビタミンB₁₂は、たんぱく質と結合しており、胃酸などの作用により遊離型となります。その後、主に回腸下部から吸収、肝臓に貯蔵され、腸肝循環によって利用されます。

ビタミンB₁₂は、牛、豚、鶏のレバー、しじみ、あさり、牡蠣などの動物性食品に含まれ、植物性食品では、あまのりやあおのりなどの海藻に含まれます。

【ビタミンB₁₂の働き】
- 血液を作る際に必要であり、正常な赤血球をつくる
- 葉酸の働きを助け、神経細胞の機能を維持する

【欠乏と過剰摂取】
ビタミンB₁₂が欠乏すると悪性貧血や末梢神経障害が起こることが知られています。ビタミンB₁₂の吸収には、胃から分泌される内因子（糖たんぱく質）が必要であるため、胃の切除、萎縮性胃炎による吸収低下によって欠乏が生じる場合があります。また、高齢者は加齢による吸収低下によって欠乏する場合があります。

ビタミンB₁₂の食事摂取基準（μg/日）

性別	男性及び女性
年齢（歳）	推奨量
1〜2	0.9
3〜5	1.0
6〜7	1.3
8〜9	1.5
10〜11	1.8
12〜14	2.3
15〜17	2.5
18〜29	2.4
30〜49	2.4
50〜69	2.4
70以上	2.4

資料：日本人の食事摂取基準 2015 年版

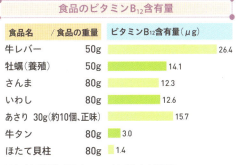

食品のビタミンB₁₂含有量

食品名	食品の重量	ビタミンB₁₂含有量（μg）
牛レバー	50g	26.4
牡蠣（養殖）	50g	14.1
さんま	80g	12.3
いわし	80g	12.6
あさり	30g（約10個、正味）	15.7
牛タン	80g	3.0
ほたて貝柱	80g	1.4

日本食品標準成分表 2015（七訂）より算出

ナイアシン

　ナイアシンは、植物性食品ではニコチン酸として、動物性食品ではニコチンアミドとして多く存在し、その総称をいいます。ヒトの体内では、ニコチンアミドとして、特に肝臓に多く存在します。補酵素としてエネルギー代謝に関与し、解糖系、TCA回路などで多くの酵素の働きを助けます。中性、酸性、アルカリ性、酸素、光、熱に対して安定であるため、加熱調理や保存による損失は極めて少ないのが特徴です。

　ナイアシンは、ビタミンB群の一種で魚類、肉類、きのこ類に多く含まれます。

　ナイアシンは、たんぱく質の一種であるトリプトファン（アミノ酸）から体内で合成することができます。

【ナイアシンの働き】
・糖質や脂質がエネルギーとして利用される時の酵素の働きを助ける

【欠乏と過剰摂取】
　ナイアシンは、体内でたんぱく質から合成できるため、不足することはあまりありませんが、欠乏した場合は、皮膚炎、下痢、精神神経症状を呈するペラグラとなります。食品からの過剰な摂取で健康上の害が現れることはほとんどありませんが、大量に摂取した場合は、嘔吐、下痢、肝機能障害の報告があります。

ナイアシン（当量）の食事摂取基準（mgNE/日）

性別	男性		女性	
年齢(歳)	推奨量	耐容上限量	推奨量	耐容上限量
1～2	5	60(15)	5	60(15)
3～5	7	80(20)	7	80(20)
6～7	9	100(30)	8	100(25)
8～9	11	150(35)	10	150(35)
10～11	13	200(45)	12	200(45)
12～14	15	250(60)	14	250(60)
15～17	16	300(75)	13	250(65)
18～29	15	300(80)	11	250(65)
30～49	15	350(85)	12	250(65)
50～69	14	350(80)	11	250(65)
70以上	13	300(75)	10	250(60)

・ナイアシン当量 ＝ ナイアシン ＋ 1/60 トリプトファン
・耐容上限量は、ニコチンアミドのmg量、()内はニコチン酸のmg量
資料：日本人の食事摂取基準2015年版

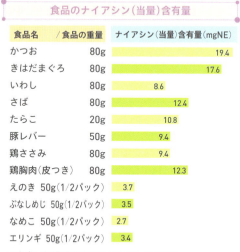

食品のナイアシン（当量）含有量

食品名	食品の重量	ナイアシン（当量）含有量(mgNE)
かつお	80g	19.4
きはだまぐろ	80g	17.6
いわし	80g	8.6
さば	80g	12.4
たらこ	20g	10.8
豚レバー	50g	9.4
鶏ささみ	80g	9.4
鶏胸肉（皮つき）	80g	12.3
えのき 50g(1/2パック)		3.7
ぶなしめじ 50g(1/2パック)		3.5
なめこ 50g(1/2パック)		2.7
エリンギ 50g(1/2パック)		3.4

日本食品標準成分表2015（七訂）より算出

パントテン酸

　パントテン酸の「パントテン」はギリシャ語で「広くどこにでもある」という意味であり、動物性及び植物性食品にコエンザイムA（CoA）の構成成分として広く含まれています。コエンザイムAは、体内ではアセチルCoAなどとして存在するほか、酵素たんぱく質と結合した状態で存在するものもあります。パントテン酸は、140以上の酵素の補酵素として働き様々な代謝やホルモンの合成に関わっています。特に糖質代謝や脂質代謝に関連する補酵素として重要な働きを担っており、ナイアシンやビタミンB$_2$とともに働きます。不足するとエネルギー産生が滞り、脂肪が溜まりやすくなるとされています。そのほか、HDLコレステロールの生成や副腎皮質ホルモンの合成に関与しています。

【パントテン酸の働き】

・エネルギーの産生に関与する

【欠乏と過剰摂取】

　パントテン酸は、腸内細菌からもわずかに供給され、また様々な食品に含まれることから、通常の食生活では不足することはほとんどありません。極端なダイエットなどで欠乏した場合、免疫力の低下、動脈硬化、成長障害、体重減少、皮膚炎、脱毛などの症状が見られます。

パントテン酸の食事摂取基準（mg/日）

性別	男性	女性
年齢（歳）	目安量	目安量
1～2	3	3
3～5	4	4
6～7	5	5
8～9	5	5
10～11	6	6
12～14	7	6
15～17	7	5
18～29	5	4
30～49	5	4
50～69	5	5
70以上	5	5

資料：日本人の食事摂取基準 2015 年版

食品のパントテン含有量

食品名 / 食品の重量	パントテン酸含有量（mg）
子持ちがれい　80g	1.93
鮭（切り身）　80g	1.02
鶏　レバー　50g	5.05
鶏　ささみ　80g	2.46
鶏　胸肉（皮つき）80g	1.39
ひらたけ　50g	1.22
アボカド　100g（1個）	1.65
納豆　40g（1パック）	1.44

日本食品標準成分表 2015（七訂）より算出

葉酸

葉酸は、ビタミンB群の一種で細胞の分裂・増殖・成熟に不可欠な成分です。細胞分裂が活発な粘膜の維持、貧血予防、胎児の神経管閉鎖障害予防の働きがあります。また、必須アミノ酸のメチオニンが、**ホモシステイン**を経てメチオニンに再合成される過程にも必要です。このため、葉酸が不足するとメチオニンの再合成が進まず、ホモシステインが血液中に異常に増え、動脈硬化を促進します。

食品では、牛、豚、鶏の肝臓やほうれん草、モロヘイヤ、春菊などの緑黄色野菜に豊富に含まれます。光、熱に対して不安定であるため、調理中の損失量が多くなります。葉酸は、**核酸**やアミノ酸の合成に重要な補酵素としての役割を持っています。

【葉酸の働き】

· DNAなどの合成を助ける
· 正常な赤血球の生成を助ける

【欠乏と過剰摂取】

葉酸が欠乏すると、巨赤芽球性貧血になります。また、血漿ホモシステイン濃度が上昇することにより動脈硬化の危険性が増します。胎児においては、受胎後約28日で閉鎖する神経管閉鎖障害のリスクが上昇することが知られており、無脳症、二分脊椎等の異常を示します。このため、女性においては、妊娠前からの十分な葉酸摂取が重要とされています。

葉酸の食事摂取基準（μg/日）

性別	男性及び女性	
年齢（歳）	推奨量	耐容上限量
1〜2	90	200
3〜5	100	300
6〜7	130	400
8〜9	150	500
10〜11	180	700
12〜14	230	900
15〜17	250	900
18〜29	240	900
30〜49	240	1,000
50〜69	240	1,000
70以上	240	900

資料：日本人の食事摂取基準 2015 年版

食品の葉酸含有量

食品名 / 食品の重量		葉酸含有量（μg）
牛　レバー	50g	500
菜の花	50g	170
ほうれん草	50g	105
モロヘイヤ	50g	125
ブロッコリー	50g	105
アスパラ	50g	95
納豆	40g（1パック）	48
いちご	80g	72
マンゴー	80g	67

日本食品標準成分表 2015（七訂）より算出

(!) **重要語句**　**核酸**：生体の細胞核中に多く含まれる、塩基、糖、リン酸からなる高分子物質をいいます。

(?) **語句解説**　**ホモシステイン**：血液中に含まれるアミノ酸のひとつ。必須アミノ酸であるメチオニンの代謝の中間生成物です。

ビオチン

　ビオチンは、ビタミンB群の一種で細胞内ではほとんどがアミノ酸のリシンと結合し、たんぱく質の中に存在しています。腸内細菌によっても合成されています。脂肪酸合成、糖質やアミノ酸の代謝に関与している補酵素の一種です。特に肝臓でグルコースを再合成する糖新生の過程で、ピルビン酸をオキサロ酢酸へ変換する酵素の補酵素として重要な働きをします。糖新生では、運動によって筋肉に生じた乳酸も使われるため、ビオチンが不足すると乳酸の利用が進まず、筋肉痛や疲労感の原因となります。また、細胞分裂にも関与しており皮膚や粘膜の維持にとっても重要です。食品では、牛、豚、鶏の肝臓、魚介類、落花生、生の卵白などに多く含まれています。

【ビオチンの働き】

・　糖質、たんぱく質、脂質の代謝を助ける

【欠乏と過剰摂取】

　ビオチンは、様々な食品に広く含まれることや、腸内細菌によっても合成されるため、欠乏症はほとんど見られません。ビオチンが欠乏すると、体重減少、皮膚炎、脱毛、食欲不振となることが知られています。

ビオチンの食事摂取基準（μg/日）

性別	男性及び女性
年齢（歳）	目安量
1〜2	20
3〜5	20
6〜7	25
8〜9	30
10〜11	35
12〜14	50
15〜17	50
18〜29	50
30〜49	50
50〜69	50
70以上	50

資料：日本人の食事摂取基準 2015 年版

食品のビオチン含有量

食品名	／食品の重量	ビオチン含有量（μg）
卵	50g（1個）	12.7
牛乳	180g	3.2
ヨーグルト	100g	2.5
鶏　レバー	50g	116.2
あさり	30g（約10個、正味）	6.8
まいたけ	50g	12.0
納豆	40g（1パック）	7.3
鮭（切り身）	80g	7.2

日本食品標準成分表 2015（七訂）より算出

ビタミンC

　ビタミンCは、化学名をアスコルビン酸といい、生体内の**酸化還元反応**に広く関与しています。還元型のアスコルビン酸が酸化型のデヒドロアスコルビン酸に変換される際に遊離した水素が他の物質の還元に働くことで抗酸化作用を発揮します。この抗酸化作用により、動脈硬化やがんの予防に重要な働きを担うことになります。皮膚や骨などの結合組織を作っているたんぱく質の主成分であるコラーゲンの生成においては、コラーゲン分子の中のアミノ酸の水酸化反応に重要な働きをします。また、副腎ホルモンの合成やチロシンの代謝に必要であり、体内の様々な化学反応に関与しています。副腎ホルモンは、ストレスがかかった際の生体防御反応に重要な働きをするため、ストレスを抱えている時には、十分にビタミンCを摂取することが大切です。

　多くの動物は、体内でビタミンCを合成することができますが、ヒト、サルなど一部の動物は、ビタミンCを体内で合成することができません。このため、必ず食事から摂取する必要があります。食品では、主に野菜類、果実類、いも類に含まれます。ビタミンCは水に溶けやすく、熱や光にも弱い性質がありますが、いも類に含まれるビタミンCは加熱に強いという特徴があります。

【ビタミンCの働き】
・　酸化を防いで老化や動脈硬化を予防する
・　副腎ホルモンの合成を助ける
・　コラーゲンの生成に必要
・　鉄の吸収を促進させる

【欠乏と過剰摂取】

　ビタミンCが不足すると、コラーゲンが十分に生成されずに壊血病となり、出血、骨形成不全、成長不全などが現れます。

　喫煙する人やストレスにさらされている人は、それ以外の人に比べてビタミンCを代謝する量が多いことが知られています。また、受動喫煙の場合も血液中のビタミンC濃度が低くなるという報告があります。当てはまる人は、より多くビタミンCを摂取する必要があります。

？
語句解説
酸化還元反応：2種類の物質の間で電子、酸素原子、水素原子の授受が行われる化学反応。一方の物質が電子などを放出して酸化すると、他方の物質はこれを受け取って還元されます。

ビタミンCの食事摂取基準（mg/日）

性別	男性及び女性
年齢（歳）	推奨量
1～2	35
3～5	40
6～7	55
8～9	60
10～11	75
12～14	95
15～17	100
18～29	100
30～49	100
50～69	100
70以上	100

資料：日本人の食事摂取基準 2015 年版

食品のビタミンC含有量

食品名	食品の重量	ビタミンC含有量（mg）
ブロッコリー	50g	60
赤ピーマン	50g	85
カリフラワー	50g	41
菜の花	50g	65
芽キャベツ	50g	80
ゴーヤ	50g	38
じゃがいも	100g（1個）	35
柿	100g	70
キウイフルーツ	90g（1個）	62
いちご	50g	31

日本食品標準成分表 2015（七訂）より算出

ビタミンの機能と他の栄養素との関係

（1）補酵素

　酵素が働く時に、分子量の少ない化合物が酵素に結合して、化学反応における触媒機能を示すことがあります。この分子量の少ない化合物のうち、結合が弱く遊離するものを補酵素といいます。多くの水溶性ビタミン、特にビタミンB群は補酵素の成分として働いています。ビタミンB群の摂取量が不足すると補酵素が供給されないため、補酵素を必要とする酵素の働きが低下し、酵素の働きが低下すると、その酵素が関与する代謝系が進まなくなるため、体内で必要な物質が作れなくなる、不要な物質が過剰にたまる、といった代謝障害が現れます。

（2）抗酸化ビタミン

　体内でのエネルギー産生には酸素が必要で、微量ながら活性酸素を生じます。活性酸素は、生体に強いストレスを与え、動脈硬化やがんなどを引き起こす原因となります。

　ヒトの体には、酵素によって活性酸素を消去する働きが備わっており、また、食品中の抗酸化物質を摂取することで活性酸素の働きを抑制することができます。抗酸化物質として代表的なものには、ビタミンC、ビタミンE、プロビタミンAなどのカロテノイドがあります。

(3) エネルギー代謝とビタミン

体内でエネルギー源となる栄養素は、糖質、脂質、たんぱく質です。エネルギー代謝は、解糖系、クエン酸回路、電子伝達系があり、こうしたエネルギー産生経路には、様々なビタミンが補酵素として関わっています。このため、エネルギー代謝が盛んに行われる時は、ビタミン摂取量も増やさなくてはなりません。

グルコースからエネルギーが産生される糖質代謝では、ビタミンB_1、ビタミンB_2、ナイアシン、パントテン酸などの各ビタミンが補酵素として働きます。また、体脂肪を構成するトリアシルグリセロールがエネルギーとして利用される際には、パントテン酸、ビタミンB_2、ナイアシンが補酵素として働きます。たんぱく質がエネルギーとして利用される場合には、ビタミンB_6が補酵素として働きます。

(4) カルシウム代謝とビタミン

腸管でのカルシウムの吸収や骨の代謝回転、腎尿細管でのカルシウムやリンの再吸収を促すのは、活性型ビタミンDです。また、骨の構成成分であるコラーゲンの合成にはビタミンC、骨に含まれるたんぱく質の生成にはビタミンKが必要です。

(5) ビタミンに似た物質

ビタミンは、代謝に必要な低分子の有機化合物です。一方、ビタミンではなく、ビタミンに類似した作用を持つものがあり、これをビタミン様物質といいます。

ビタミン様物質には、表のようなものがあります。

骨形成と骨吸収

血中カルシウム濃度が低下すると、パラトルモンという副甲状腺ホルモンの分泌が促進されます。これにより、活性型ビタミンDの産生が増加され、腸管からのカルシウム吸収を促進し、骨吸収(骨を壊す)を促進して、カルシウムやリンの骨からの溶出を増大させます。血中カルシウム濃度が上昇すると、甲状腺からカルシトニンが分泌され、骨吸収を抑え、骨形成(骨をつくる)を促進し、血中カルシウムの骨への移行を促進します。

骨組織には、骨形成のための骨芽細胞と骨吸収のための破骨細胞があり、骨吸収と骨形成のバランスがとれていれば、骨の健康は維持されることとなります。

主なビタミン様物質の種類

名称	働き	主に含まれる食品
コエンザイムQ（ユビキノン）	抗酸化作用がある。細胞内ミトコンドリアに存在し、エネルギー産生を円滑に行う。ヒトの体内でも合成される。	レバー、牛肉、豚肉、カツオ、マグロ
コリン	「脂肪肝や動脈硬化を予防する」「高血圧を予防する」などといわれている。リン脂質の構成成分である水溶性成分。	レバー、卵、大豆、ささげ、牛肉、豚肉
ビタミンP	血中の中性脂肪やコレステロール値の改善、血圧上昇の抑制などが報告されている。バイオフラボノイドともいう。	ミカン、レモン、オレンジ、あんず、そば
イノシトール	「脂肪肝や動脈硬化を予防する」「脳細胞に栄養素を与える」などといわれている。リン脂質の構成成分。	オレンジ、メロン、スイカ、グレープフルーツ、小麦胚芽
パラアミノ安息香酸	「肌の老化防止や美肌効果、日焼け止め防止などの効果がある」とされている。アミノ酸の一種で、葉酸の構成成分のひとつ。	レバー、卵、牛乳、玄米、胚芽パン
ビタミンU	胃粘膜を保護し、胃潰瘍を治す力があるため、胃腸薬に使用されている。新鮮なキャベツに含まれる抗消化性潰瘍因子。	キャベツ、レタス、セロリ、青のり
リポ酸	「疲労回復によい」「運動時によい」といわれている。エネルギー代謝に関与し、補酵素として働く。生体反応に必須であり、体内でも生合成できる。	レバー、酵母
ビタミンB_{13}（オロット酸）	「脂肪肝予防や老化防止の効果がある」といわれている。ビタミンB_{12}や葉酸の代謝を助ける働きがある。	根菜類、小麦胚芽、ビール酵母
カルニチン	「ダイエットに効果がある」「脂肪を燃やす」といわれている。エネルギー代謝に必須の成分。哺乳類は、生合成できる。	羊肉、牛肉

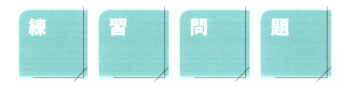

1 ビタミンAの働きについて、間違っているものは次のうちどれですか。
① 目の健康を維持する。
② 皮膚の健康を維持する。
③ 粘膜の健康を維持する。
④ 歯の健康を維持する。

2 カロテノイドの性質について、正しいものは次のうちどれですか。
① 酸素によって酸化されにくい。
② 光によって酸化されにくい。
③ 冷凍に安定している。

3 ビタミンDの前駆体、プロビタミンDからビタミンDを生成するための方法について、正しいものは、次のうちどれですか。
① 高温にさらす。
② 冷凍する。
③ 乾燥させる。
④ 紫外線にあてる。

4 以下の文章の空欄に当てはまる単語は、次のうちどれですか。
（　　　　　　）には、血液中の脂質の過酸化を防ぐことによる動脈硬化予防の効果があります。
① ビタミンB₁
② ビタミンE
③ ビタミンD

5 ビタミンD同様、骨の健康に不可欠なビタミンは次のうちどれですか。
① ビタミンU
② ビタミンA
③ ビタミンB₁
④ ビタミンK

練習問題

6 ビタミンB$_1$の化学名について、正しいものは次のうちどれですか。

① リボフラビン

② チアミン

③ ピリドキシン

④ コバラミン

7 ビタミンの摂取について、スポーツ選手など、たんぱく質を多く摂取する人が合わせて摂った方がよいビタミンは次のうちどれですか。

① ビタミンK

② ビタミンB$_6$

③ ビタミンB$_{12}$

④ ビタミンC

8 葉酸の摂取について、胎児の発育に重要であり、女性は十分な葉酸摂取が必要ですが、葉酸摂取が重要となる時期は、次のうちどれですか。

① 妊娠前から

② 妊娠10週以降

③ 妊娠15～20週以降

④ 妊娠28週以降

9 以下の文章の空欄に当てはまる単語は、次のうちどれですか。

喫煙する人やストレスにさらされている人は、それ以外の人に比べて（　　　　　）を代謝する量が多いことが知られています。

① ビタミンA

② ビタミンB群

③ ビタミンC

④ ビタミンE

10 活性酸素は、生体に強いストレスを与えるため、抗酸化物質を摂取して活性酸素の働きを抑制することが大切です。次のうち、抗酸化物質ではないものはどれですか。

① ビタミンC

② ビオチン

③ ビタミンE

④ カロテノイド

第6章 ビタミン

解答

1-④、2-③、3-④、4-②、5-④、6-②、7-②、8-①、9-③、10-②

95

第 **7** 章

ミネラル（無機質）

第7章 ミネラル（無機質）

ミネラルの機能

　ヒトの体重の4％程度はミネラルです。ビタミンとともに体内の重要な生理作用を担っています。生体に必要と考えられているミネラルは約30種類といわれていますが、そのうち食事摂取基準が示されているのは、13種類です。体内の存在量が多い元素（0.05％以上）で1日の摂取量が100mg以上になるものを多量ミネラル、体内の存在量が微量の元素を微量ミネラルといいます。

　多量ミネラルは、カルシウム、カリウム、リン、ナトリウム、マグネシウム、微量ミネラルは、鉄、亜鉛、銅、マンガン、ヨウ素、セレン、モリブデン、クロムがあります。

　ミネラルの機能は大きく分けて3つあります。

◆骨や歯の成分となります

　骨重量の約3分の1は、コラーゲン（たんぱく質）、残り3分の2は、カルシウム、リン、マグネシウムなどです。骨は、カルシウムなどのミネラルによって強度を増します。

◆細胞内外液の主要な電解質です

　カリウム、ナトリウム、カルシウム、マグネシウム、リンなどは、体内の水分に溶解して存在し、**体液**の浸透圧の調整やｐＨの維持に役立っています。

◆生理活性成分の構成因子です

　ごく微量で各種成分の活性化因子として作用します。

？語句解説　**体液**：体の中にある水分をいいます。細胞の中にあるものを細胞内液といい、体水分量の3分の2を占めます。細胞の外にあるものを細胞外液といい、体水分量の3分の1を占めます。細胞外液の4分の3は細胞間や組織間にある間質液、4分の1は循環液で、主に血漿、水分をいいます。

第7章　ミネラル（無機質）

主なミネラルの種類

	元素名	体内分布	生理作用
多量ミネラル	カルシウム（Ca）	大部分が骨	骨・歯の形成、神経・筋肉の興奮、血液凝固など
	マグネシウム（Mg）	約半分が骨、その他、筋肉など	骨の形成、筋肉の収縮、酵素の活性化など
	リン（P）	約80%が骨、その他、筋肉など	骨・歯の形成、ATPや補酵素の成分、pHの調節など
	ナトリウム（Na）	主に細胞外液中	細胞外液の浸透圧と量の維持など
	カリウム（k）	主に細胞内液中	細胞内液の浸透圧と量の維持、神経の興奮伝達など
微量ミネラル	クロム（Cr）	筋肉、皮膚、肺など	糖代謝の調節など
	鉄（Fe）	3分の2がヘモグロビン、その他、鉄たんぱく質（フェリチン）など	酸素の運搬、酸化還元反応など
	亜鉛（Zn）	筋肉、骨、肝臓など	酵素の成分など
	銅（Cu）	筋肉、肝臓、脳など	酵素の成分など
	マンガン（Mn）	肝臓など	酵素の成分など
	ヨウ素（I）	甲状腺など	甲状腺ホルモンの成分など
	セレン（Se）	肝臓、腎臓など	酵素の成分など
	モリブデン（Mo）	肝臓など	酵素の成分など

第7章　ミネラル（無機質）

99

カルシウム

　カルシウムは、体重の1～2%を占め、体内に最も多く存在するミネラルです。体内のカルシウムのうち、99%は骨や歯の構成成分になっています。残りの1%は、血液や組織中にカルシウムイオンとして存在します。これらは、機能カルシウムと呼ばれ、血液凝固、筋肉収縮、神経刺激伝達、生体膜の物質透過などの役割を持ち、酵素の成分にもなります。機能カルシウムは、生命維持に欠かせないため、血中カルシウム濃度は、各種ホルモンや活性型ビタミンDによって一定に保たれています。

　カルシウムの吸収率は、平均すると約25%程度ですが、年代などによって大きく異なります。骨の成長が活発となりカルシウム蓄積が増える思春期は約45%です。また、妊婦や授乳婦でも吸収率は増加します。体内の活性型ビタミンDは、カルシウムの吸収を高める作用があります。

【欠乏症と過剰症】

　カルシウムの欠乏が長期にわたると骨中のカルシウムが減少し、骨折などの原因となります。また、閉経後の女性はホルモンの変化により骨粗しょう症になりやすいです。カルシウムを十分摂取すること、ビタミンDの摂取や適度な運動により骨のカルシウム密度を上げておくことが重要です。

　一方、カルシウムを過剰に摂取すると、泌尿器系の結石、ミルクアルカリ症候群、他のミネラルの吸収抑制となる場合があります。

カルシウムの食事摂取基準(mg/日)

性別	男性	女性	
年齢(歳)	推奨量	推奨量	耐容上限量
1～2	450	400	-
3～5	600	550	-
6～7	600	550	-
8～9	650	750	-
10～11	700	750	-
12～14	1,000	800	-
15～17	800	650	-
18～29	800	650	2,500
30～49	650	650	2,500
50～69	700	650	2,500
70以上	700	650	2,500

資料：日本人の食事摂取基準2015年版

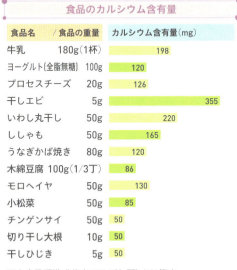

食品のカルシウム含有量

食品名	食品の重量	カルシウム含有量(mg)
牛乳	180g(1杯)	198
ヨーグルト(全脂無糖)	100g	120
プロセスチーズ	20g	126
干しエビ	5g	355
いわし丸干し	50g	220
ししゃも	50g	165
うなぎかば焼き	80g	120
木綿豆腐	100g(1/3丁)	86
モロヘイヤ	50g	130
小松菜	50g	85
チンゲンサイ	50g	50
切り干し大根	10g	50
干しひじき	5g	50

日本食品標準成分表2015(七訂)より算出

第7章　ミネラル（無機質）

リン

　リンは、カルシウムに次いで体内に存在する量が多いミネラルです。体内のリンの約85％は、骨や歯の構成成分となっており、14％が筋肉などに、１％が細胞内液や細胞外液、細胞膜に存在しています。リンは、ATPや核酸、リン脂質、補酵素などの構成成分であり、また、体液や細胞内の水素イオン濃度の維持にも関与しています。

　リンの吸収率は、成人の場合で60～70％であり、食事に含まれるリンが増えると体内への取り込みも増加します。

【欠乏症と過剰症】

　リンが欠乏すると、骨軟化症、くる病、発育不全などを起こしますが、通常の食生活をしている人であれば、通常はリンが欠乏することはまれです。

　リンを過剰に摂取した場合、**副甲状腺機能の亢進**を引き起こします。過剰摂取が長期間続くと、カルシウムの腸管吸収が阻害されます。また、急激な血中リン濃度の上昇によって血中カルシウムイオンが減少し腎結石や慢性腎不全の一因になるほか、加齢に伴う骨折の危険度が増加する場合があります。

　一般にたんぱく質含有量の多い食品はリン含有量も多い傾向があります。また、食品添加物である各種リン酸塩が、加工食品や清涼飲料水などの酸味成分として使用されており、加工食品や清涼飲料水を多く摂取する人は、リンの過剰摂取に注意する必要があります。

リンの食事摂取基準(mg/日)

性別	男性	女性	耐容上限量
年齢(歳)	目安量	目安量	
1～2	500	500	-
3～5	800	600	-
6～7	900	900	-
8～9	1,000	900	-
10～11	1,100	1,000	-
12～14	1,200	1,100	-
15～17	1,200	900	-
18～29	1,000	800	3,000
30～49	1,000	800	3,000
50～69	1,000	800	3,000
70以上	1,000	800	3,000

資料：日本人の食事摂取基準2015年版

食品のリン含有量

食品名／食品の重量		リン含有量(mg)
うなぎかば焼き	80g	240
わかさぎ	50g	175
きんめだい	80g	392
真鯛(養殖)	80g	192
いわし	80g	184
かつお	80g	208
めばちまぐろ	80g	264
鶏　ささみ	80g	176
ごはん(玄米)	150g(1杯)	195
ロースハム	40g	136

日本食品標準成分表2015(七訂)より算出

?　語句解説　**副甲状腺機能の亢進**：副甲状腺の過形成により、副甲状腺ホルモンの分泌量が増加して骨吸収が高まり、骨密度の低下を示すことをいいます。

101

マグネシウム

　成人の体内には、約25gのマグネシウムが存在しています。そのうち50〜60％は骨、20〜30％は筋肉、残りは脳、神経、体液に存在しています。マグネシウムは、骨の重要な成分であるとともに、300種類以上の酵素の活性化に関与しており、体内の生合成反応や代謝反応に必須の成分です。

　マグネシウムは、摂取量のうち、30〜50％が小腸で吸収されます。

【欠乏症と過剰症】

　マグネシウムは、一般の食品に広く分布しており、通常の食生活で欠乏することはほとんどありませんが、アルコール中毒により腎臓からの排泄が増加した場合などに欠乏となる場合があります。マグネシウムが欠乏すると、低カルシウム血症、筋肉のけいれん、冠動脈の収縮などの症状が見られ、慢性的な欠乏では、虚血性心疾患などの心臓血管の障害、骨粗しょう症、糖尿病などの生活習慣病のリスクが上昇する可能性があるとされています。

　マグネシウムは、過剰に摂取しても、腎臓から速やかに排泄されますが、サプリメントなどの過剰摂取により、軟便や下痢などの消化器症状が出る場合があります。また、腎機能に障害がある場合は、血中マグネシウム濃度が高くなり、排尿障害、倦怠感、嘔吐、筋力低下などの症状が出ることがあります。

マグネシウムの食事摂取基準（mg/日）

性別	男性	女性
年齢（歳）	推奨量	推奨量
1〜2	70	70
3〜5	100	100
6〜7	130	130
8〜9	170	160
10〜11	210	220
12〜14	290	290
15〜17	360	310
18〜29	340	270
30〜49	370	290
50〜69	350	290
70以上	320	270

資料：日本人の食事摂取基準2015年版

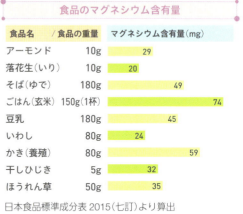

食品のマグネシウム含有量

食品名	食品の重量	マグネシウム含有量(mg)
アーモンド	10g	29
落花生（いり）	10g	20
そば（ゆで）	180g	49
ごはん（玄米）	150g(1杯)	74
豆乳	180g	45
いわし	80g	24
かき（養殖）	80g	59
干しひじき	5g	32
ほうれん草	50g	35

日本食品標準成分表2015（七訂）より算出

ナトリウム

　生体内のナトリウムは、50%が細胞外液、40%が骨、10%が細胞内液に存在しています。ナトリウムの体内濃度は、食事からの摂取と尿中への排泄によって調節され、浸透圧や体液のpHの調節などの生理作用を持ち、血圧を維持しています。体内のナトリウム濃度が低下すると、レニンーアンジオテンシンーアルドステロン系という機構が働き、体内ナトリウム濃度と血圧を調節します。長期にわたってナトリウムを過剰摂取し、さらにレニンーアンジオテンシンーアルドステロン系の調節がうまくいかなくなると、腎臓のナトリウム排泄能力が低下して、高血圧となります。

【欠乏症と過剰症】

　ナトリウムが欠乏すると、血圧低下、脱水症、低ナトリウム血症などを引き起こします。大量の発汗や下痢、嘔吐を繰り返すと水分と電解質が失われるため、ナトリウムの補給が必要になります。

　ナトリウムの過剰摂取は、細胞外液の陽イオンの大半を占めるナトリウムの量が増え一定の濃度を保つために水分が貯留されるため、高血圧の原因となります。また、胃がんの発生リスクが高まることが知られています。

ナトリウム（食塩相当量）の食事摂取基準(g/日)

性別	男性	女性
年齢(歳)	目標量	目標量
1～2	3.0未満	3.5未満
3～5	4.0未満	4.5未満
6～7	5.0未満	5.5未満
8～9	5.5未満	6.0未満
10～11	6.5未満	7.0未満
12～14	8.0未満	7.0未満
15～17	8.0未満	7.0未満
18～29	8.0未満	7.0未満
30～49	8.0未満	7.0未満
50～69	8.0未満	7.0未満
70以上	8.0未満	7.0未満

・数値は、食塩相当量
資料：日本人の食事摂取基準 2015 年版

食品の食塩相当量含有量

食品名	食品の重量	食塩相当量(g)
魚肉ハム	50g	1.2
ロースハム	40g	1.0
ソーセージ	40g	0.8
かに風味かまぼこ	50g	1.1
蒸しかまぼこ	50g	1.3
さつま揚げ	50g	1.0
わかめ(生)	50g	0.8
カットわかめ	1g	0.2
つくだ煮(こんぶ)	10g	0.7
食パン	70g(1枚)	0.9
プロセスチーズ	20g	0.6
カマンベールチーズ	40g	0.8
たらこ	20g	0.9
しらす干し(微乾燥品)	10g	0.4
いわし丸干し	50g	1.9
あさり	30g(約10個、正味)	0.7

日本食品標準成分表 2015(七訂)より算出

【ナトリウムの食塩換算方法】

食塩相当量（g）＝
ナトリウム量（mg）× 2.54 ÷ 1000
ナトリウム400mgが食塩約1gとなります。

カリウム

　生体内のカリウムは、98%が細胞内、2%が細胞外に存在しています。カリウムは、浸透圧の維持、神経刺激の伝達や筋肉の収縮など、生命維持に重要な役割を担っており、食事からの摂取と尿中への排泄によって調節されています。また、カリウムは腎臓の尿細管においてナトリウムの再吸収を抑制することから血圧降下作用があり、ナトリウムの排泄が増えることから水分排泄も増えるため利尿作用もあるとされています。

【カリウムの欠乏症と過剰症】
　カリウムは、通常の食事で欠乏することはありませんが、下痢が続いたり、脱水症状となると欠乏する場合があります。カリウムが欠乏すると筋力減退、心肺機能の低下などを引き起こします。また、腎臓疾患などでカリウムの排泄に支障が生じ、血中カリウム濃度が上昇すると疲労感、精神・神経障害、不整脈などを引き起こします。

カリウムの食事摂取基準(mg/日)

性別	男性		女性	
年齢(歳)	目安量	目標量	目安量	目標量
1～2	900	—	800	—
3～5	1,100	—	1,000	—
6～7	1,300	1,800以上	1,200	1,800以上
8～9	1,600	2,000以上	1,500	2,000以上
10～11	1,900	2,200以上	1,800	2,000以上
12～14	2,400	2,600以上	2,200	2,400以上
15～17	2,800	3,000以上	2,100	2,600以上
18～29	2,500	3,000以上	2,000	2,600以上
30～49	2,500	3,000以上	2,000	2,600以上
50～69	2,500	3,000以上	2,000	2,600以上
70以上	2,500	3,000以上	2,000	2,600以上

資料:日本人の食事摂取基準2015年版

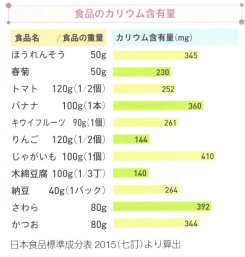

食品のカリウム含有量

食品名 / 食品の重量	カリウム含有量(mg)
ほうれんそう 50g	345
春菊 50g	230
トマト 120g(1/2個)	252
バナナ 100g(1本)	360
キウイフルーツ 90g(1個)	261
りんご 120g(1/2個)	144
じゃがいも 100g(1個)	410
木綿豆腐 100g(1/3丁)	140
納豆 40g(1パック)	264
さわら 80g	392
かつお 80g	344

日本食品標準成分表2015(七訂)より算出

鉄

　生体内に存在する鉄は約4g、そのうち80%は機能鉄と呼ばれ、赤血球中のヘモグロビンやミオグロビンの構成成分であり、酸素の運搬や保持に関与しています。残りの20%は貯蔵鉄といい、肝臓、脾臓、骨髄などで鉄たんぱく質のフェリチンやヘモジデリンとして蓄えられます。

　食品中では、動物性食品に含まれるヘム鉄と、それ以外の穀類や野菜、豆類などの植物性食品、鶏卵や乳製品に含まれる非ヘム鉄があります。ヘム鉄は、小腸から吸収され非ヘム鉄よりも吸収率が高く、一方、非ヘム鉄は、ビタミンCによって最終的に二価鉄に変換されて吸収されます。

【欠乏症と過剰症】

　鉄が欠乏すると、ヘモグロビンの生成が十分に行われないため、貧血となります。鉄欠乏性貧血は、慢性的な鉄摂取量の不足、月経過多や出血、成長期や妊娠期に鉄の供給が追い付かないことで起こります。症状としては、顔面蒼白、動悸、息切れ、めまい、全身倦怠感、浮腫、立ちくらみ、スプーンネイルなどがあげられます。

　過剰症としては、便秘や胃腸の不快感などがあります。通常、余分な鉄は排泄されるため、一般的には過剰症の心配はありませんが、サプリメントなどで過剰に摂取すると肝臓に鉄が異常沈着し、肝機能障害を起こす場合があります。

鉄の食事摂取基準(mg/日)

性別	男性		女性		
年齢(歳)	推奨量	耐容上限量	月経なし推奨量	月経あり推奨量	耐容上限量
1〜2	4.5	25	4.5	—	20
3〜5	5.5	25	5.0	—	25
6〜7	6.5	30	6.5	—	30
8〜9	8.0	35	8.5	—	35
10〜11	10.0	35	10.0	14.0	35
12〜14	11.5	50	10.0	14.0	50
15〜17	9.5	50	7.0	10.5	40
18〜29	7.0	50	6.0	10.5	40
30〜49	7.5	55	6.5	10.5	40
50〜69	7.5	50	6.5	10.5	40
70以上	7.0	50	6.0	—	40

資料：日本人の食事摂取基準 2015 年版

食品の鉄含有量

食品名 / 食品の重量	鉄含有量(mg)
鶏 レバー 50g	4.5
鶏 はつ 80g	4.1
牛 ヒレ 80g	1.9
いわし 80g	1.7
かつお 80g	1.5
あさり 30g(約10個、正味)	1.1
厚揚げ 50g	1.3
豆乳 180g	2.2
納豆 40g(1パック)	1.3
ほうれん草 50g	1.0
干しひじき(ステンレス釜で蒸し煮) 5g	0.3
干しひじき(鉄釜で蒸し煮) 5g	2.9

日本食品標準成分表 2015（七訂）より算出

亜鉛

　亜鉛は、生体内に約2g存在し、主に骨格筋、骨、皮膚、肝臓、脳、腎臓などに分布しています。亜鉛は、たんぱく質との結合によってその生理機能が発揮され、触媒作用として200種類以上の酵素の金属成分として特に重要で、酵素類の安定化、活性化に関与しています。

　亜鉛は、DNAやRNAの合成に不可欠で、不足するとDNAの複製や細胞分裂が抑制されるため、皮膚や粘膜の維持に影響します。ヒトは、舌の表面にある味蕾で味を感じとりますが、味蕾は、約1か月という短いサイクルで細胞が作り替えられるため、亜鉛が不足すると、味蕾を正常に維持できなくなり、味覚異常が起こります。また、亜鉛はインスリンの合成に必要なため、亜鉛欠乏により**耐糖能**が低下するとされています。

　亜鉛の吸収率は約30％程度であり、十二指腸と回腸から吸収されますが、食物繊維や**シュウ酸**などの作用により亜鉛の吸収が阻害される場合があります。

【欠乏症と過剰症】

　亜鉛が欠乏すると慢性の下痢、成長障害、皮膚障害、味覚異常などが起こります。

　通常の食事では、過剰症が生じる可能性はないとされていますが、継続的な多量の亜鉛摂取は、銅の吸収阻害、抗酸化酵素である**スーパーオキシドジスムターゼ**(SOD)活性の低下、貧血などを引き起こします。

亜鉛の食事摂取基準(mg/日)

性別	男性		女性	
年齢(歳)	推奨量	耐容上限量	推奨量	耐容上限量
1～2	3	－	3	－
3～5	4	－	4	－
6～7	5	－	5	－
8～9	6	－	5	－
10～11	7	－	7	－
12～14	9	－	8	－
15～17	10	－	8	－
18～29	10	40	8	35
30～49	10	45	8	35
50～69	10	45	8	35
70以上	9	40	7	35

資料：日本人の食事摂取基準 2015 年版

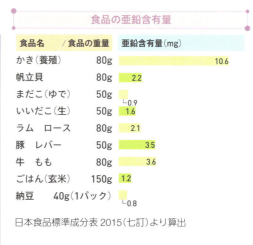

食品の亜鉛含有量

食品名	食品の重量	亜鉛含有量(mg)
かき(養殖)	80g	10.6
帆立貝	80g	2.2
まだこ(ゆで)	50g	0.9
いいだこ(生)	50g	1.6
ラム ロース	80g	2.1
豚 レバー	50g	3.5
牛 もも	80g	3.6
ごはん(玄米)	150g	1.2
納豆 40g(1パック)		0.8

日本食品標準成分表 2015(七訂)より算出

語句解説

耐糖能：血糖値が常に一定範囲内となるよう調節する能力をいいます。

シュウ酸：カルボキシ基2個がついたカルボン酸で、カルシウムと結合して不溶性の塩を作ります。そのため、食品中にこの成分が存在すると、カルシウムなどの吸収率は低下します。

銅

銅は、生体内に約80mg存在し、その約50%が筋肉や骨、約10%が肝臓に分布しています。主に小腸や十二指腸から吸収され、大部分は門脈を経て肝臓へ運ばれ、セルロプラスミンというたんぱく質と結合して血液で各臓器に運ばれます。銅は、約10種類の酵素の活性に関与しており、亜鉛と同様、スーパーオキシドジスムターゼ（SOD）として活性酸素の除去に役立ちます。また、貯蔵鉄が利用されるためには、微量の銅が必要であり、銅が不足すると鉄欠乏性貧血になりやすくなります。

【欠乏症と過剰症】
銅の欠乏症は、通常ではみられませんが、貧血のほか、白血球減少や骨異常などがあります。先天的な銅代謝異常により銅の欠乏を引き起こすものにメンケス病、銅の過剰となるウィルソン病があります。

銅の食事摂取基準（mg/日）

性別	男性		女性	
年齢（歳）	推奨量	耐容上限量	推奨量	耐容上限量
1～2	0.3	—	0.3	—
3～5	0.4	—	0.4	—
6～7	0.5	—	0.5	—
8～9	0.6	—	0.5	—
10～11	0.7	—	0.7	—
12～14	0.8	—	0.8	—
15～17	1.0	—	0.8	—
18～29	0.9	10	0.8	10
30～49	1.0	10	0.8	10
50～69	0.9	10	0.8	10
70以上	0.9	10	0.7	10

資料：日本人の食事摂取基準2015年版

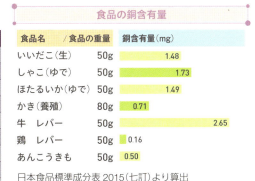

食品の銅含有量

食品名	食品の重量	銅含有量（mg）
いいだこ（生）	50g	1.48
しゃこ（ゆで）	50g	1.73
ほたるいか（ゆで）	50g	1.49
かき（養殖）	80g	0.71
牛　レバー	50g	2.65
鶏　レバー	50g	0.16
あんこうきも	50g	0.50

日本食品標準成分表2015（七訂）より算出

語句解説　スーパーオキシドジスムターゼ：酵素の一種で活性酸素除去に働きます。具体的には、スーパーオキシドアニオンと水素イオンから過酸化水素の生成を触媒し、この反応によりスーパーオキシドアニオンが消去されこの毒性から生体が保護されます。

マンガン

マンガンは、生体内に12～20mg存在し、組織や臓器に分布しています。食品中のマンガンは、胃酸によりイオンとなり小腸、十二指腸で吸収されます。マンガンは、鉄と同様の経路で吸収されるため、食事中の鉄含有量が多いとマンガンの吸収は阻害されて吸収率（通常の吸収率は、3～5％）は低下します。また、多くの酵素の活性化に関与しています。

【欠乏症と過剰症】

マンガンが欠乏すると、骨代謝、糖質・脂質代謝（糖尿病や脂肪性肥満）、運動機能、皮膚代謝などに影響が及ぶ可能性が高いと指摘されています。

過剰症としては、食事からの摂取量では問題はありませんが、サプリメントなどによる過剰摂取には、注意が必要です。慢性の中毒としてパーキンソン病に似た症状が出たという報告があります。

マンガンの食事摂取基準（mg/日）

性別	男性		女性	
年齢（歳）	目安量	耐容上限量	目安量	耐容上限量
1～2	1.5	―	1.5	―
3～5	1.5	―	1.5	―
6～7	2.0	―	2.0	―
8～9	2.5	―	2.5	―
10～11	3.0	―	3.0	―
12～14	4.0	―	4.0	―
15～17	4.5	―	3.5	―
18～29	4.0	11	3.5	11
30～49	4.0	11	3.5	11
50～69	4.0	11	3.5	11
70以上	4.0	11	3.5	11

資料：日本人の食事摂取基準2015年版

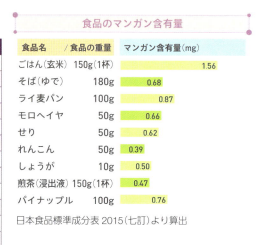

食品のマンガン含有量

食品名	食品の重量	マンガン含有量(mg)
ごはん（玄米）	150g(1杯)	1.56
そば（ゆで）	180g	0.68
ライ麦パン	100g	0.87
モロヘイヤ	50g	0.66
せり	50g	0.62
れんこん	50g	0.39
しょうが	10g	0.50
煎茶（浸出液）	150g(1杯)	0.47
パイナップル	100g	0.76

日本食品標準成分表2015（七訂）より算出

ヨウ素

ヨウ素は生体内に約25mg存在し、その70～80％は、甲状腺に分布して甲状腺ホルモンを構成しています。甲状腺ホルモンは、交感神経を刺激してエネルギー代謝やたんぱく質合成などの代謝を促す作用があり、ヨウ素はこうした働きに関与しています。特に、発育、骨形成、生殖などの生理的機能をコントロールしており、全身の基礎代謝の向上や細胞の新陳代謝を促す働きがあります。食事から摂取したヨウ素は、胃と小腸上部でほぼ100％吸収され、ほとんどが甲状腺に取り込まれます。

血漿中などの余ったヨウ素は、最終的に90％以上が尿中に排泄されます。

【欠乏症と過剰症】

ヨウ素が欠乏すると、甲状腺機能が低下し、その影響で甲状腺刺激ホルモンが過剰に分泌されて甲状腺が肥大（甲状腺腫）します。また、妊娠中のヨウ素欠乏は、死産、流産、胎児の甲状腺機能低下を引き起こします。

甲状腺ホルモンは、ヨウ素が欠乏しても過剰であっても生成が適切にできないため、過剰摂取した場合は、甲状腺機能亢進症（甲状腺中毒症）だけでなく、欠乏時と同様に甲状腺機能低下や甲状腺腫を引き起こします。

ヨウ素の食事摂取基準（μg/日）

性別	男性及び女性	
年齢（歳）	推奨量	耐容上限量
1～2	50	250
3～5	60	350
6～7	75	500
8～9	90	500
10～11	110	500
12～14	140	1,200
15～17	140	2,000
18～29	130	3,000
30～49	130	3,000
50～69	130	3,000
70以上	130	3,000

資料：日本人の食事摂取基準 2015 年版

食品のヨウ素含有量

食品名 ／食品の重量		ヨウ素含有量（μg）
まこんぶ（素干し）	5g	10,000
干しひじき（ステンレス釜で蒸し煮）5g		2,250
めかぶ	30g	117
カットわかめ	1g	85
焼きのり	3g（1枚）	63
まだら	80g	280
昆布だし	150g	8,100

日本食品標準成分表 2015（七訂）より算出

■ セレン

　セレンは、体内に約13mg存在します。抗酸化酵素の成分となるほか、25種類のセレンを含んだたんぱく質が存在します。

　食品中のセレンの多くは、セレノメチオニン、セレノシステインなどのアミノ酸に結合して存在します。吸収率は、結合しているアミノ酸の種類によって異なります。

　セレン含有量の多い食品は魚介類で、日本では主に魚介類や穀類からセレンを摂取しており、不足することは少ないとされています。

【欠乏症と過剰症】

　セレンの欠乏症では、中国東北部の克山病（けしゃん）が知られており、心筋障害が主な症状です。また、成長障害や筋肉萎縮、肝臓障害、免疫力低下などが見られます。

　セレンの過剰症では、慢性セレン中毒として毛髪や爪の脆弱化・脱落、胃腸障害、皮疹、疲労感、神経系異常などがあります。

セレンの食事摂取基準（μg/日）

性別	男性		女性	
年齢（歳）	推奨量	耐容上限量	推奨量	耐容上限量
1〜2	10	80	10	70
3〜5	15	110	10	110
6〜7	15	150	15	150
8〜9	20	190	20	180
10〜11	25	240	25	240
12〜14	30	330	30	320
15〜17	35	400	25	350
18〜29	30	420	25	330
30〜49	30	460	25	350
50〜69	30	440	25	350
70以上	30	400	25	330

資料：日本人の食事摂取基準 2015 年版

食品のセレン含有量

食品名 / 食品の重量	セレン含有量（μg）
まがれい 80g	88
きはだまぐろ 80g	59
さば 80g	56
まいわし 80g	38
めかじき（切り身） 80g	47
ぶり（切り身） 80g	46
かき（養殖） 80g	38
スパゲティ（乾） 80g	50

日本食品標準成分表 2015（七訂）より算出

クロム

　生体内には、約2mgのクロムが存在しています。栄養素として摂取するのは三価クロムであり、強い毒性のある六価クロムは、自然界にはほとんど存在しません。
　クロムは、インスリン作用を増強するクロモデュリンというオリゴペプチドに結合しています。クロモデュリンは、クロムが結合していないとインスリンを活性する能力がないため、クロムが欠乏するとインスリン作用が低下し、グルコースの処理能力が低下するとされています。
　クロムは小腸から吸収され、鉄結合たんぱく質であるトランスフェリンと結合し、肝臓に運ばれますが、大部分はその後尿中に排泄されます。食事から摂取されたクロムも吸収率は1%程度と極めて低いとされています。

【欠乏症と過剰症】
　欠乏症としては、体重減少、耐糖能不全によるインスリン感受性の低下、脂質代謝異常があげられます。過剰症としては、クロムサプリメントなどによる慢性間質性腎炎、肝障害などが報告されていますが、同時に摂取しているほかのサプリメントや薬の影響もあり、真のクロム過剰症であるかは明確となっていません。

クロムの食事摂取基準(μg/日)

性別	男性及び女性
年齢(歳)	目安量
1〜2	−
3〜5	−
6〜7	−
8〜9	−
10〜11	−
12〜14	−
15〜17	−
18〜29	10
30〜49	10
50〜69	10
70以上	10

資料：日本人の食事摂取基準2015年版

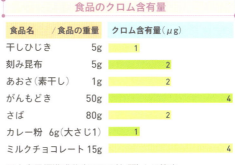

食品のクロム含有量

食品名	食品の重量	クロム含有量(μg)
干しひじき	5g	1
刻み昆布	5g	2
あおさ(素干し)	1g	2
がんもどき	50g	4
さば	80g	2
カレー粉	6g(大さじ1)	1
ミルクチョコレート	15g	4

日本食品標準成分表2015(七訂)より算出

モリブデン

　モリブデンは、成人体内に約9mg存在します。補酵素の構成成分でキサンチンオキシダーゼなどに含まれ、核酸の代謝においてプリン体を分解し尿酸となる過程に関与しています。
　食品中のモリブデンは、モリブデン塩酸として胃と小腸から吸収されます。モリブデン塩酸の吸収率は高く約90%程度とされ、吸収後すみやかに代謝されて腎臓から排泄されます。

【欠乏症と過剰症】
　モリブデン欠乏症では、完全静脈栄養時に昏睡、頻脈、呼吸数の増加、血漿尿酸及び尿中尿酸の減少などが見られたという報告があります。
　過剰症は、通常は見られません。

モリブデンの食事摂取基準（μg/日）

性別	男性		女性	
年齢(歳)	推奨量	耐容上限量	推奨量	耐容上限量
1～2	－	－	－	－
3～5	－	－	－	－
6～7	－	－	－	－
8～9	－	－	－	－
10～11	－	－	－	－
12～14	－	－	－	－
15～17	－	－	－	－
18～29	25	550	20	450
30～49	30	550	25	450
50～69	25	550	25	450
70以上	25	550	20	450

資料：日本人の食事摂取基準 2015 年版

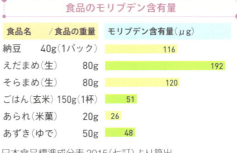

食品のモリブデン含有量

食品名 / 食品の重量	モリブデン含有量(μg)
納豆　40g(1パック)	116
えだまめ(生)　80g	192
そらまめ(生)　80g	120
ごはん(玄米)　150g(1杯)	51
あられ(米菓)　20g	26
あずき(ゆで)　50g	48

日本食品標準成分表 2015(七訂)より算出

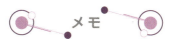

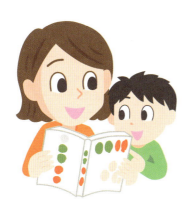

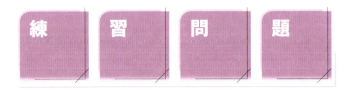

1 ミネラルには体内の存在量の多い多量ミネラルと存在量が少ない微量ミネラルがありますが、多量ミネラルではないものは次のうちどれですか。
① カルシウム　② マグネシウム　③ リン　④ 鉄

2 体内の活性型ビタミンDは、あるミネラルの吸収を高める作用がありますが、そのミネラルは次のうちどれですか。
① カルシウム　② カリウム　③ ナトリウム　④ リン

3 リンの摂取について、気をつけなければならないことは、次のうちどれですか。
① たんぱく質摂取量が多い人は、十分にリンを摂る必要がある。
② 加工食品や清涼飲料水を多く摂取する人は、リンの過剰摂取に注意をする必要がある。
③ リンは、カルシウムと一緒に摂取することが重要である。

4 ナトリウムに関する記述について、正しくないものは次のうちどれですか。
① 長期にわたってナトリウムを過剰摂取すると、レニン－アンジオテンシン－アルドステロン系の調節がうまくいかなくなり、腎臓のナトリウム排泄能力が低下し高血圧となる。
② ナトリウムの過剰摂取は、細胞外液の陽イオンの大半を占めるナトリウムの量が増え、一定の濃度を保つために水分が貯留され、高血圧の原因になる。
③ ナトリウムの過剰摂取は胃がんの発生リスクに関与しない。

5 カリウムの働きについて、間違っているものは次のうちどれですか。
① 浸透圧を維持する。
② 血圧降下作用がある。
③ 300種類以上の酵素の活性化に関与している。
④ 利尿作用がある。

練習問題

6 亜鉛の働きについて、正しいものは次のうちどれですか。
① 味覚の維持　② 細胞分裂の抑制　③ 酵素活性の抑制　④ 酸素運搬の維持

7 鉄に関する記述について、正しいものは次のうちどれですか。
① ヘム鉄は、穀類、野菜などに含まれ、非ヘム鉄は、動物性食品に含まれる。
② ヘム鉄は小腸から吸収され、非ヘム鉄より吸収率が高い。
③ 非ヘム鉄は、ビタミンAにより最終的に二価鉄に変換される。

8 ヨウ素に関する記述について、間違っているものは次のうちどれですか。
① ヨウ素は、甲状腺ホルモンを構成している。
② 甲状腺ホルモンは、交感神経を刺激してエネルギー代謝や、たんぱく質合成を促す作用がある。
③ ヨウ素は、全身の基礎代謝を低下させる働きがある。
④ 食事から摂取したヨウ素は、胃と小腸上部でほぼ100％吸収される。

9 セレンに関する記述について、間違っているものは次のうちどれですか。
① セレンは、抗酸化酵素の成分となる。
② セレン含有量の多い食品は肉類である。
③ 日本では、主に穀類、魚介類からセレンを摂取している。
④ 中国東北部の克山病は、セレンの欠乏症である。

10 クロムに関する記述について、正しいものは次のうちどれですか。
① 生体内には多量のクロムが存在する。
② 栄養素として摂取するのは、六価クロムである。
③ クロムは、大腸から吸収される。
④ クロムが欠乏すると、インスリン作用が低下する。

第7章 ミネラル（無機質）

解答
1-④、2-①、3-②、4-③、5-③、6-①、7-②、8-③、9-②、10-④

第 **8** 章

機能性成分

第8章 機能性成分

機能性成分とは

食品には、3つの機能があります。

第一次機能は、必要な栄養素を補給して生体を維持する栄養機能です。第二次機能は、色、味、香り、歯ごたえ、舌触りなど、感覚器に働きかけておいしさを感じさせる感覚機能です。第三次機能は、生体の防御、体内リズムの調節、老化抑制、疾病の予防に関わる生体調節機能です。このうち、第三次機能を持つ食品成分を機能性成分といいます。

機能性成分の種類

(1) ポリフェノール

ポリフェノールは、ほとんどの植物に存在する色素や苦みの成分で、5,000種類以上あるといわれています。淡黄色や無色のフラボノイド（ルチンやイソフラボン）と濃い色のノンフラボノイド（アントシアニン、カテキン、クルクミンなど）に大きく分けられます。ポリフェノールは、動脈硬化や脳梗塞を防ぐ抗酸化作用、更年期障害などを防ぐホルモン促進作用などが注目されています。そのため、様々なポリフェノールが発見・抽出され、医薬品や健康食品として多くの商品があります。

(2) フラボノイド

ポリフェノールの一種であるフラボノイドは、淡黄色や無色の色素で生体の特定の生理調節機能に作用するものが多く、4,000以上の種類があるといわれています。

フラボノイドには、抗酸化作用があり、動脈硬化や脳梗塞を防ぐことが期待されています。日本人は、通常の食事で1日に数10～数100mgのフラボノイドを摂取していると推定されていますが、野菜をあまり食べない人は、フラボノイドの摂取も少なくなります。

(3) イオウ化合物

イオウ化合物は、ニンニクや玉ねぎなどユリ科の野菜、大根やワサビなどアブラナ科の野菜に含まれる成分で硫化アリル、アリイン、イソチオシアネートなどがあります。

イオウ化合物の特徴は、強い刺激臭でそのにおい成分が強力な抗酸化作用を発揮します。そのほか、抗菌・殺菌作用、血栓を予防・溶かす作用、血液循環の促進、血中コレステロール値の改善など様々な効果があります。

特にニンニクは、殺菌・抗酸化作用のあるアリインや発がんを抑制する硫化アリルなどのイオウ化合物を複合的に含むため、抗酸化作用が強く、がん予防に高い効果を発揮します。ニンニクを切ったりすりおろしたりすると、酵素の作用でアリインがアリシンという抗酸化物質に変換し、ビタミンB_1と結合し血中ビタミンB_1濃度の上昇・維持に働くため、スタミ

ナ回復に効果があるといわれています。

（4）リグナン類

　リグナンは、植物や種実の脂質に含まれる化合物群のひとつで、主なものにセサミンやセサモール、セサミノールなどがあります。これらのリグナン類は、ごまや亜麻仁に含まれるほか、ライ麦、大麦、カボチャ種子、豆類、ブロッコリーなどに含まれます。

　主に、コレステロールの低下や肝機能の活性化、更年期障害の軽減の作用があるといわれています。特に抗酸化作用が強いセサミノールは、ごま油に豊富に含まれており、吸収もされやすいという特徴があります。

（5）βグルカン

　βグルカンは、グルコース（ブドウ糖）から構成される多糖類であるグルカンの一種で、きのこ類やパン酵母の細胞壁に含まれています。特に、アガリスクやメシマコブ、レイシなどに含まれるβグルカンは、強い免疫活性作用、がん予防効果を持つとされ注目されています。パン酵母に含まれるβグルカンは、きのこ類のβグルカンに比べて2倍以上の免疫活性作用があるといわれ、欧米などでは、健康維持に役立つ機能性食品として知られています。

（6）フコイダン

　フコイダンは、こんぶ、わかめ、もずくなどの褐藻類の粘質物に多く含まれています。フコイダンには、抗菌作用や抗腫瘍作用があり、肝機能を改善する、血圧の上昇を抑える、免疫力を高める、コレステロールを下げるなどの効果があるといわれています。特にがん細胞のDNAに直接作用して自滅させるアポトーシスという作用も認められています。また、食物繊維の一種であることから、腸内で余分なコレステロールや有害物質を排泄する働きもあります。

（7）たんぱく質類

　アミノ酸は、たんぱく質の構成成分であると同時にそれ自体も機能性成分として働きます。主なたんぱく質類の機能性は、表のとおりです。

主なたんぱく質類の機能性

種類	主な機能性	主な含有食品
グルタミン酸	脳や神経の働きを向上させ、尿の排泄を促す	海藻、大豆
アスパラギン酸	エネルギー代謝に関与し、アンモニア排除やスタミナ向上に働く	豆類、大豆もやし
タウリン	コレステロール値の低下、血圧維持、心機能の向上に働く	イカ、貝類
ラクトフェリン	鉄が結合した糖たんぱく質。腸内の有用菌を増やす、免疫力を高めるなどの作用がある	牛乳、乳製品
カゼインホスホペプチド	カルシウムの吸収促進	牛乳、乳製品
グリシニン	血中コレステロール値の低下、ホルモンバランスの調整に働く	大豆、豆腐などの大豆製品

119

(8)乳酸菌

　ヒトの腸内には、100種類以上、100兆個以上の腸内細菌が生息しているといわれています。その中で発酵によって糖類から多量の乳酸を産生し、かつ、アンモニアなどの腐敗物質を作らないものを、一般に乳酸菌といいます。乳酸菌による発酵は、チーズ、ヨーグルトや漬物やみそ、しょうゆ、フナ寿司などのなれ寿司など様々な発酵食品の製造に用いられてきました。乳酸によって食品のpHが酸性に偏り、腐敗や食中毒の原因になる他の微生物の繁殖が抑えられ、食品の長期保存が可能になります。

主な機能性成分

機能性成分	種類	成分・効果	含まれる食品例
ポリフェノール	アントシアニン	赤色や紫色の色素成分、目の疲労回復、肝臓の機能回復、抗酸化作用	ブルーベリー、ぶどう
	イソフラボン	女性ホルモンであるエストロゲンに似た作用、更年期症状の予防、骨粗しょう症を防ぐ	大豆、大豆製品
	カカオマスポリフェノール	抗酸化作用、アレルギーやストレスを抑える、疲労回復	チョコレート、ココア
	カテキン	緑茶などに含まれる苦みや渋み成分、抗酸化作用、殺菌作用、虫歯の予防、がん予防	緑茶
	クルクミン	ウコンに含まれる黄色の色素成分、肝機能の強化、肝臓障害の予防、抗酸化作用	ウコン、カレー粉
	クロロゲン酸	コーヒー豆やごぼうに含まれる苦味成分、抗酸化作用、がん予防	コーヒー豆、ごぼう、さつまいも
	ケルセチン	黄色の色素成分、抗酸化作用、血管や細胞の老化防止、ビタミンPの一種	かんきつ類、玉ねぎ
	ゴマリグナン（セサミノール、セサミン）	抗酸化作用、老化予防、がん予防	ごま
	ショウガオール	しょうがの香り成分、胃酸の分泌の促進、抗菌・殺菌作用	しょうが
	ジンゲロン	しょうがの辛味成分、エネルギー代謝の促進	しょうが

第8章　機能性成分

ポリフェノール	タンニン	茶などの渋み成分、殺菌作用	緑茶、コーヒー
	テアフラビン	紅茶に含まれる赤色の色素成分、抗酸化作用、動脈硬化予防、がん予防	紅茶、ウーロン茶
	ナスニン	なすの皮に含まれる紫色の色素成分、抗酸化作用、がん予防	なす
	フェルラ酸	抗酸化作用、メラニンの生成を抑制	玄米、米ぬか
	ヘスペリジン	毛細血管の強化、高血圧の予防、ビタミンCの吸収を改善する、ビタミンPの一種	かんきつ類
	ルチン	血管を強くする、高血圧や脳血管障害の予防、ビタミンPの一種	そば
	ルテオリン	黄色い色素成分、抗酸化作用、アレルギー症状の緩和、免疫機能を整える	しそ、春菊
カロテノイド	カロテン（α、β、γ）	抗酸化作用、細胞の老化の予防、がん予防	緑黄色野菜
	アスタキサンチン	魚介に含まれる赤色の色素成分、抗酸化作用、がん予防	えび、かに
	カプサンチン	赤色の色素成分、抗酸化作用、老化やがん、動脈硬化などの予防	赤ピーマン、赤唐辛子
	クリプトキサンチン	オレンジ色の色素成分、がん予防	かんきつ類、びわ、柿
	ゼアキサンチン	黄色の色素成分、抗酸化作用、がん予防、動脈硬化の予防・解消	パパイア、マンゴー
	フコキサンチン	海藻の色素成分、抗腫瘍作用、がん予防	ひじき、わかめ、こんぶ
	リコピン	赤色の色素成分、抗酸化作用、がん予防・解消	トマト、すいか
	ルテイン	黄色の色素成分、抗酸化作用、紫外線から目を守る	緑黄色野菜、とうもろこし

121

イオウ化合物	アリシン	にんにく特有の刺激臭成分、疲労回復効果、抗菌・抗カビ作用、がん予防	にんにく
	イソチオシアネート	アブラナ科の野菜に含まれる成分、免疫力を高める、がん予防	キャベツ、ブロッコリー
	シクロアリイン	玉ねぎなどに含まれる成分、加熱すると増加、血中コレステロール値や中性脂肪値を改善、動脈硬化を予防	玉ねぎ、らっきょう
	硫化アリル	ねぎ類・にんにくなどの香り成分、抗酸化作用、がん予防、抗菌作用	玉ねぎ、ねぎ、にら
	硫化プロピル	玉ねぎに含まれる辛味成分、加熱すると失われる、糖質の代謝を促す、血糖値を下げる	玉ねぎ
乳酸菌	ビフィズス菌	腸の働きを活発にする、便秘や下痢を予防する、免疫力を高める	ヨーグルト、乳酸菌飲料
	ラブレ菌	腸内環境を整える、免疫力を高める、ウイルス性疾患を解消する働き	漬物
多糖類	イヌリン	消化・吸収できない食物繊維のひとつ、血糖値の上昇を抑える	ごぼう、菊芋
	キトサン、キチン	かにの殻を主原料にした動物性の食物繊維、免疫力を高める	甲殻類の殻
	グルコサミン	体内の軟骨細胞を作る成分、ひざなどの関節の痛みを和らげる、動きをなめらかにする作用	甲殻類の殻など
	コンドロイチン硫酸	軟骨の元、という意味のギリシャ語が語源、関節やじん帯などの弾力性や円滑性を保つ	納豆、山いも、おくら
	フコイダン	海藻のぬめり成分、肝機能の向上、がん予防、血圧上昇の抑制、免疫力の向上	こんぶ、わかめ、もずく

多糖類	β-グルカン	きのこに含まれる食物繊維の一種、免疫活性作用、がん予防	きのこ、パン酵母
	ペクチン	食物繊維のひとつ、整腸作用	果物
	ムチン	山いもやおくらなどのぬめり成分、糖とたんぱく質の複合体、肝臓や腎臓の機能を高める、胃の粘膜を保護	山いも、おくら、なめこ
その他	カゼインホスホペプチド	カルシウムや鉄などのミネラル類を溶けやすくし、吸収率を高める	牛乳
	カプサイシン	唐辛子の辛味成分、体脂肪の分解を促進、殺菌作用、食欲増進作用	唐辛子
	クエン酸	疲労回復効果、カルシウムやマグネシウムなどのミネラルを吸収しやすくする	かんきつ類、梅、酢
	タウリン	アミノ酸の一種、肝機能を高める、コレステロール値を下げる、高血圧の解消効果	いか、たこ、貝類
	ナットウキナーゼ	納豆に含まれる酵素の一種、血栓溶解作用	納豆
	リモネン	かんきつ類の香り成分、がん予防	かんきつ類の皮
	レシチン	リン脂質の一種、血中コレステロール値や中性脂肪値を改善	大豆、大豆製品、卵黄

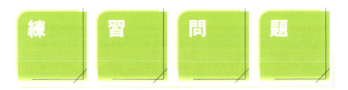

1 食品の機能について、間違っているものは次のうちどれですか。
① 食品には３つの機能がある。
② 第１次機能は、色、味、香り、歯ごたえ、舌触りなど感覚器に働きかけておいしさを感じる感覚機能である。
③ 第３次機能は、生体の防御、体内リズムの調節、老化抑制、疾病の予防にかかる生体調節機能である。
④ 第３次機能を持つ食品成分を機能性成分という。

2 ポリフェノールについて、間違っているものは次のうちどれですか。
① ポリフェノールは、ニンニクや玉ねぎに含まれる辛み成分である。
② フラボノイドは、ポリフェノールの一種である。
③ ポリフェノールのうち、濃い色のアントシアニン、カテキン、クルクミンなどをノンフラボノイドという。
④ ポリフェノールには、動脈硬化や脳梗塞を防ぐ抗酸化作用がある。

3 フラボノイドについて、正しいものは次のうちどれですか。
① フラボノイドは、淡黄色や無色の色素である。
② フラボノイドの種類は、100種である。
③ 野菜をほとんど食べなくてもフラボノイドは、十分摂取することができる。
④ フラボノイドに抗酸化作用はない。

4 イオウ化合物について、間違っているものは次のうちどれですか。
① イオウ化合物には、硫化アリル、アリイン、イソチオシアネートなどがある。
② イオウ化合物は、強い刺激臭を持つ。
③ イオウ化合物は、強力な抗酸化作用がある。
④ イオウ化合物には、殺菌作用はない。

5 機能性成分について、酵素の作用で抗酸化物質に変換し、ビタミンB_1と結合することでスタミナ回復に効果があるといわれている成分は、次のうちどれですか。
① リグナン類　② βグルカン　③ 乳酸菌　④ イオウ化合物

練習問題

6 ごまや亜麻仁に含まれるセサミン、セサモールなどについて、間違っているものは次のうちどれですか。

① ライ麦や大麦、かぼちゃ種子、豆類にも含まれる。

② コレステロールの低下作用がある。

③ ごま油に含まれるセサミン、セサモールは吸収されにくい。

④ 肝機能の活性化作用がある。

7 βグルカンについて、間違っているものは次のうちどれですか。

① βグルカンは、多糖類の一種である。

② コレステロールの低下作用がある。

③ きのこ類やパン酵母の細胞膜に含まれている。

④ 強い免疫活性作用があるとされている。

8 こんぶやわかめなどの褐藻類の粘質性に含まれるフコイダンの作用について、間違っているものは次のうちどれですか。

① 抗菌作用　② 肝機能の改善　③ 血圧の上昇　④ 抗腫瘍作用

9 たんぱく質やアミノ酸が持つ機能性について、正しいものは次のうちどれですか。

① グルタミン酸は、コレステロールの低下、血圧の維持などに働き、イカや魚介類に多く含まれている。

② アスパラギン酸は、エネルギー代謝に関与し、豆類、大豆もやしに含まれる。

③ カゼインホスホペプチドは、牛乳に含まれ、腸内の有用菌を増やす。

④ タウリンは、乾燥大豆などに含まれ、脳や神経の働きを向上させる。

10 乳酸菌について、間違っているものは次のうちどれですか。

① ヒトの腸内に生息している細菌全般を乳酸菌という。

② 乳酸菌は、発酵によって糖質から多量の乳酸を産生する。

③ 乳酸菌を用いた食品にチーズ、ヨーグルト、みそ、漬物などがある。

④ 乳酸によって食品のpHが酸性に偏り、食品の長期保存が可能になる。

解答

1 -②、2 -①、3 -①、4 -④、5 -④、6 -③、7 -②、8 -③、9 -②、10 -①

第 **9** 章

水と電解質の代謝

第9章 水と電解質の代謝

水の機能と分布

ヒトは、食べ物がなくても、水さえあれば1か月近く生きることが可能とされていますが、水を1滴もとらないと2~3日で生命を維持することは出来なくなります。体内の水分（体水分、体液）量は成人男性で体重の約60％です。体水分量は、脂肪の割合が高い女性ではその割合は少なく、同じ理由により肥満の者は、やせの者より体水分量の割合が少なくなります。また、年代別では、胎児の体水分量は約85％、新生児で80％、乳児で70％と成人より多く、一方、高齢者の体水分量は50％と少なく、加齢に伴い実質の細胞数が減ることが、高齢者の体水分量の減少につながっています。健康なヒトの体水分量は、適度な摂食や飲水、発汗や排尿によってほぼ一定に保たれており、1日のうちの変動は、体重の1％以下です。

（1）物質の溶媒

水には、物質の**溶媒**としての働きがあります。食事から摂取した栄養素は、消化酵素によって高分子から低分子に分解され、吸収された栄養素がエネルギーや他の物質に変換されて利用されるまで、すべて物質が水に溶けた状態行われます。また、体内の水には、ナトリウムイオンやカリウムイオンなどの電解質が溶け込んでおり、これらの電解質は、細胞の浸透圧の維持に働きます。さらに、細胞の形状の維持も水の作用によるものです。

（2）体温の調節

水は、最も比熱（1gあたりの物質の温度を1℃上げるのに必要な熱量）の大きな物質であり、温まりにくく、冷めにくいという性質を持っています。このため、水は体温を一定に保つのに役立っています。また、水は液体から気体になる際に必要な熱量が他の液体と比べて大きいため、汗が皮膚表面から蒸発するときに多くの熱を奪い、体熱の放散の役割も担っています。

（3）水の出納

1）供給される水

体に供給される水には、飲料水、食物中の水分、体内で栄養素がエネルギーになる際に生成される水（代謝水）があり、総量は1日あたり約2,400mlです。成人では、飲料水として摂取する水は、1日約1,000ml、食物から摂取する水は、約1,100mlです。代謝水は、糖質、脂質、たんぱく質などがエネルギーに変換される際に酸化されて二酸化炭素と水になることで生成されます。糖質、脂質、たんぱく質の代謝水は、それぞれ1gあたり0.56ml、1.07ml、0.41mlです。通常の食事における消費エネルギー100kcalあたりの代謝水は約12mlであり、成人では1日約300mlの水をエネルギー代謝によって得ています。

2）排泄される水

　体内から排出される水には、尿、糞便、不感蒸泄があり、成人における総排出量は1日約2,400mlです。

　不感蒸泄とは、皮膚や呼吸器から蒸発している水分のことです。皮膚表面からの水分の蒸発は1日あたり約500ml、呼吸に伴う肺などからの水分の蒸発は約300mlあり、不感蒸泄は1日約800mlです。尿のうち、生体内で代謝により生じる不要物質を排泄するための最低限の尿量を不可避尿といい、残りを随意尿といいます。不可避尿は1日あたり400～500ml必要です。糞便中の水分量は1日約100ml、尿量は約1,500mlです。

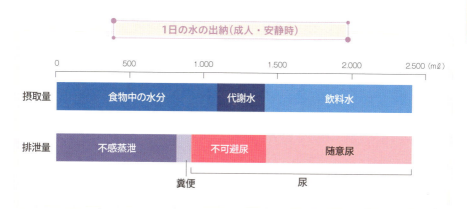

3）脱水と浮腫

　体液（細胞外液量）が減少した状態を脱水といいます。脱水には高張性脱水（水欠乏型脱水）、低張性脱水（塩欠乏型脱水）があります。高張性脱水では、大量の発汗などによりおこりやすくなります。ナトリウムの損失割合よりも水分の損失割合が大きくなり、体液が濃縮されて細胞外液の浸透圧が高くなり、血中ナトリウム濃度が上昇して細胞内液の水分が細胞外に移動します。低張性脱水では、脱水した際にナトリウムを含まない水分のみを大量に補給するとおこりやすくなります。水分の損失割合よりもナトリウムの損失割合が大きいため、細胞外液の浸透圧が低下し、水分が細胞外から細胞内へと移動し、細胞内水中毒の状態となります。血液中のナトリウム濃度が低下し、失神など意識障害を生じることもあります。

　浮腫は、組織間液などの細胞外液の水分が異常に増えた状態です。浮腫を引き起こす疾患としては、心機能不全、リンパ管閉塞などの循環障害、肝硬変などの肝障害、糸球体腎炎やネフローゼ症候群などによる腎障害、飢餓などの低栄養があります。

？ 語句解説　溶媒：溶液の成分のうち、他の成分を溶かしている、最も多量に存在する液体物質。

電解質の代謝

（1）電解質の分布

　電解質とは、血液・体液中で電離して陽イオンと陰イオンに分かれる物質で、栄養素としてはミネラルをさします。その溶液は高い電気伝導性を持ちます。細胞外液には、陽イオンとしてナトリウム、カルシウム、陰イオンとして塩素が多く、細胞内液には陽イオンとしてカリウムやマグネシウムが多く存在しています。これによって、体液の量や浸透圧が調節され、体内の水分量が調節されています。

（2）浸透圧

　浸透圧とは、生体膜を境にして電解質濃度（イオン濃度）の異なるときにこの差を一定にしようと働く力をいいます。具体的には、濃度を一定にするために水分が濃度の低い溶液から濃度の高い溶液の方へと移動します。食塩を過剰に摂取すると体液中のナトリウムイオンが増加し、浸透圧が高まります。浸透圧を元に戻すために飲水量が増え、水分を吸収すると体液が薄まり浸透圧は低下しますが、体液量が増加するために血圧は上昇します。この状態が繰り返し続くことで次第に高血圧となります。

　一方、カリウムにはナトリウムの尿中排泄の促進、交感神経系の抑制、血管平滑筋の弛緩作用があります。そのため、カリウム摂取量を増やすと血圧は低下します。

（3）体液のpH

　体液のpHは、7.35～7.45の非常に狭い範囲に保たれています。pH7は中性でこれより数値が小さければ酸性、大きければアルカリ性です。生体の体液のpHを一定に保つしくみを緩衝作用といい、細胞外液や肺での呼吸、腎臓の機能によってpHが調節されています。

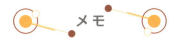
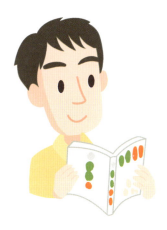

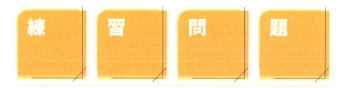

1 体内の水分量について、間違っているものは次のうちどれですか。
① 成人男性の体内の水分量は、体重の約60％である。
② 体水分量は女性の方がその割合が少ない。
③ 胎児の体水分量は、約85％である。
④ 肥満の者は、やせの者より体水分量の割合が多い。

2 水の性質について、間違っているものは次のうちどれですか。
① 水には物質の溶媒としての働きがある。
② 汗は、皮膚表面から蒸発する時に体熱の放散の役割も担っている。
③ 水は、最も比熱が小さな物質である。
④ 水は、温まりにくく、冷めにくい性質を持っている。

3 体に供給される水について、間違っているものは次のうちどれですか。
① 飲料水
② 代謝水
③ 食物中の水分
④ 汗

4 水の出納について、正しいものは次のうちどれですか。
① 体内から排出される水には、尿、糞便、不感蒸泄があり、成人は1日約1,000mlを排出する。
② 体内で栄養素がエネルギーになる際に生成される水を代謝水といい、成人で1日約300mlである。
③ 皮膚表面からの水分の蒸発は、1日あたり約300mlである。
④ 尿のうち、生体内で代謝により生じる不要物質を排泄するために最低限必要な尿量を随意尿という。

練習問題

5 脱水と浮腫について、間違っているものは次のうちどれですか。

① 浮腫は、細胞内液の水分が異常に増えた状態である。

② 高張性脱水は、ナトリウムの損失割合より水分の損失割合が大きくなる。

③ 低張性脱水は、塩欠乏型脱水ともいう。

第9章
水と電解質の代謝

解答
1-④、2-③、3-④、4-②、5-①

第 **10** 章

エネルギー代謝

第10章 エネルギー代謝

エネルギーの定義

　エネルギーとは、「物理的な仕事ができる力」のことであり、体内で利用されるエネルギーには、以下の種類があります。

◆**熱エネルギー：体温の維持**
◆**機械エネルギー：筋収縮、体内での物質移動（能動輸送）**
◆**電気エネルギー：神経の刺激伝達**
◆**化学エネルギー：体内での物質合成**

　生物界のエネルギーは、植物が太陽の光エネルギーを光合成によって化学エネルギーに変換し、でんぷんという形で蓄えたものです。人間を含む動物は、食物からでんぷんを摂取し、そのでんぷんに含まれる化学エネルギーを獲得してATP（アデノシン三リン酸）の形で利用しています。

　栄養学では、エネルギーの単位としてkcal（キロカロリー）が利用されます。1calは、1気圧のもとで純水を14.5℃から15.5℃に上げるのに必要な熱量です。1kcalは、その1000倍のエネルギー量になります。海外では、主にkJ（キロジュール）が使われています。

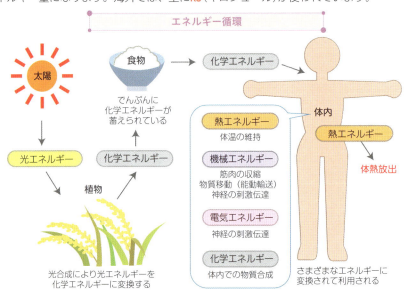

物理的燃焼値と生理的燃焼値

　食品が完全に燃焼した時に生じるエネルギー量を物理的燃焼値といいます。これは、ボンブ熱量計を使って測定するもので、糖質は4.10kcal/g、脂質は9.45kcal/g、たんぱく質は5.65kcal/gのエネルギーを発します。

　糖質と脂質が実際に体内で代謝される際に発生するエネルギーは、物理的燃焼値とほぼ同じ価となりますが、たんぱく質の一部は、生体内で燃焼しきれずに尿素となって尿中に排出されます。1gのたんぱく質から生じる尿素は、約1.25kcalのエネルギーを含むので、生体内におけるたんぱく質の燃焼値は5.65kcal/gから1.25kcal/gを差し引いた4.40kcal/gとなります。この燃焼値をルブネルの係数といい、この数値にアトウォーターが測定した消化吸収率、糖質97%、脂質95%、たんぱく質92%を乗じたものを生理的燃焼値(アトウォーター係数)とし、糖質4kcal、脂質9kcal、たんぱく質4kcalとして広く利用されています。

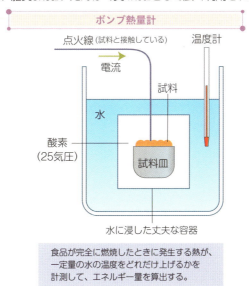

食品が完全に燃焼したときに発生する熱が、一定量の水の温度をどれだけ上げるかを計測して、エネルギー量を算出する。

(1) PFC比率

　PFC比率とは、たんぱく質(Protein)、脂質(Fat)、炭水化物(Carbohydrate)のバランスをエネルギーの比率で表したものです。エネルギー比率を求める時は、アトウォーター係数を使用し、たんぱく質と脂質のエネルギー比率を計算し、炭水化物エネルギー比率は、100からたんぱく質エネルギー比率と脂質エネルギー比率を差し引いて計算します。

重要語句 kJ：エネルギーの単位。1kcalは4.18kJに相当します。国際的には、エネルギーの単位はジュール(J)に統一されています。質量1gのものを重力に逆らって1cm持ち上げるのに必要なエネルギー量をいいます。

基礎代謝量と安静時代謝量

基礎代謝量は、心臓を動かす、体温を維持するなど生命維持に最低限必要なエネルギーのことをいいます。基礎代謝量は、成人男性で1日あたり約1,500kcal、成人女性で約1,200kcalほどが必要とされています。安静時代謝量は、横になる、あるいは座った状態で必要となるエネルギーで、基礎代謝量の約10～20%増しとなるとされています。

活動時代謝量

活動時代謝量は、仕事や家事、運動などの日常生活の身体活動によって促進されるエネルギー代謝量のことをいいます。身体活動には、通勤・通学のための歩行、階段の昇降、そうじや洗濯などの家事、仕事、介護などの「生活活動」によるものと、速歩、ジョギング、テニス、ストレッチなどの「運動」によるものがあります。

1日のエネルギー消費量は、安静時代謝量と活動時代謝量を合計して表します。

（1）活動時のエネルギー消費量の算定

身体活動時のエネルギー代謝量が安静時のエネルギー代謝量の何倍にあたるかを示した身体活動の強度を表す単位をメッツ（METs）といいます。身体活動の強度は、「1分間に体に取り込まれる酸素の量」によって評価されるため、安静に座っている時の酸素必要量（3.5ml/kg/分）を1メッツとし、以下の式でエネルギー消費量を計算します。

エネルギー消費量（kcal）＝メッツ×時×体重（kg）

例えば、体重60kgの人が30分普通に歩いた場合

3（メッツ）×0.5（時間）×60（kg）＝90 kcal と計算できます。

活動別メッツ表

メッツ	身体活動の内容
1.8	立位（会話、電話、読書）、皿洗い
2.0～2.9	ゆっくりとした歩行、料理の準備、洗濯、洗車、ガーデニング、子供の世話、ストレッチ、ビリヤード
3.0～3.9	普通歩行、フロア掃き、掃除機をかける、身体の動きを伴うスポーツ観戦、ボウリング、社交ダンス、軽い筋力トレーニング、手引きカートを使ったゴルフ
4.0～4.9	自転車に乗る、階段をゆっくり上る、高齢者などの介護、農作業、卓球、ラジオ体操、テニス（ダブルス）、水中歩行（中等度）
5.0～5.9	速歩、シャベルで土や泥をすくう、子供と遊ぶ、家具・家財道具の移動・運搬、野球、ソフトボール、サーフィン、バレエ、バドミントン、水泳（ゆっくりとした平泳ぎ）、スキー
6.0以上	スコップで雪かきをする、運搬（重い荷物）、階段を早くのぼる、ゆっくりとしたジョギング、バスケットボール、テニス（シングルス）、山を登る、エアロビクス、ランニング、サイクリング、武道・武術

※健康づくりのための身体活動基準2013より抜粋

（2）食事誘発性熱産生

　食後にエネルギー代謝が促進され、体温が上昇する現象を食事誘発性熱産生といいます。食事誘発性熱産生は、食後まもなく発現し、約1時間後に最も高まり、その後5〜10時間かけて徐々に低下します。食事誘発性熱産生によるエネルギー消費量は栄養素によって異なり、たんぱく質だけを摂取した場合には、エネルギー摂取量の約30％にもなりますが、糖質は約6％、脂質は約4％、混合食の場合は約8〜10％程度です。たんぱく質の食事誘発性熱産生が高いのは、たんぱく質の合成・分解にエネルギーを多く使うためです。

臓器別安静時エネルギー代謝量

　臓器別の安静時エネルギー代謝量は、次の表のとおりです。骨格筋、肝臓、脳が約20％ずつ消費しています。1kgあたりの消費エネルギーで見ると、脂肪組織が、4.5kcal/kg/日と最も消費量が少なくなっています。

臓器別安静時エネルギー代謝量

組織・臓器名	重量(kg)	安静時エネルギー代謝		
		kcal/kg/日	kcal/日	割合(%)
骨格筋	28.0	13	370	22
肝臓	1.8	200	360	21
脂肪組織	15.0	4.5	70	4
脳	1.4	240	340	20
心臓	0.33	440	145	9
腎臓	0.31	440	137	8
その他	23.16	12	277	16
全身	70.0	24	1,700	100

※体重70kgで体脂肪率約20％の男性の場合

資料：Gallagher, D.et al., 1998

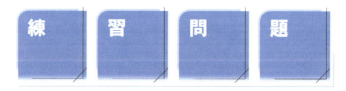

1 以下の文章の空欄にあてはまる単語は、次のうちどれですか。

生物界のエネルギーは、植物が太陽の光エネルギーを光合成によって化学エネルギーに変換し、でんぷんに蓄えたもので、人間を含む動物はそのでんぷんを摂取することで、でんぷんに含まれる化学エネルギーを獲得して（　　　　　）の形で利用しています。

① ミネラル
② ATP（アデノシン三リン酸）
③ エイコサペンタエン酸
④ リン酸

2 食品が体外で完全に燃焼した時に生じるエネルギー量について、正しいものは次のうちどれですか。

① 物理的燃焼値
② 生理的燃焼値

3 エネルギーを産生する糖質、脂質、たんぱく質のエネルギーについて、それぞれ4kcal、9kcal、4kcalとしている係数は次のうちどれですか。

① ルブネルの係数
② 熱量の係数
③ アトウォーター係数

4 PFC比率の計算方法について、間違っているものは次のうちどれですか。

① アトウォーター係数を使用してそれぞれの比率の計算をする。
② ルブネルの係数を使用してたんぱく質と脂質のエネルギー比率を計算し、炭水化物エネルギー比率は100からたんぱく質と脂質のエネルギー比率の合計を差し引く。
③ アトウォーター係数を使用してたんぱく質と脂質のエネルギー比率を計算し、炭水化物エネルギー比率は、100からたんぱく質と脂質のエネルギー比率の合計を差し引く。

練習問題

5 成人男性１日あたりの基礎代謝量について、正しいものは次のうちどれですか。

① 約1,000kcal

② 約1,200kcal

③ 約1,500kcal

④ 約2,000kcal

6 食後はエネルギー代謝が促進され、体温が上昇する食事誘発性熱産生について、そのエネルギー消費量が、最も高いものは次のうちどれですか。

① 糖質 ② 脂質 ③ たんぱく質 ④ ミネラル

7 体重あたりの臓器別のエネルギー代謝量について、代謝量の割合が最も大きいものは次のうちどれですか。

① 骨格筋

② 肝臓

③ 脳

④ 心臓

第10章 エネルギー代謝

解答

1-②、2-①、3-③、4-②、5-③、6-③、7-①

141

第 **11** 章

バランスのよい食べ方

第11章 バランスのよい食べ方

食事摂取基準

(1) 食事摂取基準とは

「日本人の食事摂取基準」は、厚生労働省が定めているもので、国民の健康の維持・増進、生活習慣病の予防及び重症化予防を目的に、エネルギーや各栄養素の摂取量の基準を示したものです。対象は、健康な個人、並びに集団で、高血圧、脂質異常、高血糖、腎機能低下については、保健指導レベルまで含みます。保健所、保健センター、民間で行う栄養指導などに用いられ、2015年4月から5年間、現在の2015年度版を使用します。

(2) 指標

食事摂取基準では、6つの指標を策定しています。

エネルギーについては、推定エネルギー必要量、各栄養素については、「推定平均必要量」「推奨量」「目安量」「耐容上限量」の4つと生活習慣病の一次予防を目的とした「目標量」をそれぞれの栄養素に応じて策定しています。

「推定平均必要量」「推奨量」は、栄養素の不足がないか、どの程度とったらよいかを判断する指標です。この2つの設定が難しい栄養素では「目安量」を設定しています。また、生活習慣病予防のためにとりたい目標となる摂取量は「目標量」として設定され、とり過ぎによる健康リスクを防ぐ目的で「耐容上限量」が設定されています。

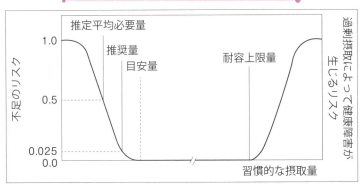

食事摂取基準の各指標（推定平均必要量、推奨量、目安量、耐容上限量）を理解するための概念図

資料：日本人の食事摂取基準 2015 年版

食事バランスガイド

　食事バランスガイドは、食事における料理及び食品の望ましい組み合わせとおおよその量を示しているもので、2005年に厚生労働省と農林水産省が策定したものです。コマの形を使って、主食、副菜、主菜、牛乳・乳製品、果物をそれぞれどれくらい食べたらよいかをイラストで分かりやすく表しています。食事バランスガイドでは、食べる量を「つ(SV：サービング)」という単位で表します。

　主食は、ご飯小盛り1杯や食パン1枚が1つ、うどんやスパゲティは2つと数えます。エネルギー摂取量が、2,200±200kcal（基本形：身体活動量が「低い」成人男性、身体活動量が「ふつう以上」の成人女性）の場合、1日に合計5～7つ食べればよいとしています。

　副菜は、野菜、きのこ、いも、海藻料理のことで、小鉢1個が1つ、煮物や野菜炒めは2つと数えます。基本形の場合で、1日に5～6つ食べればよいとしています。

　同様に主菜は、肉や魚・卵・大豆料理で3～5つ、牛乳・乳製品は2つ（牛乳1本程度）、果物は2つ（みかん2個程度）を食べればよいとしています。

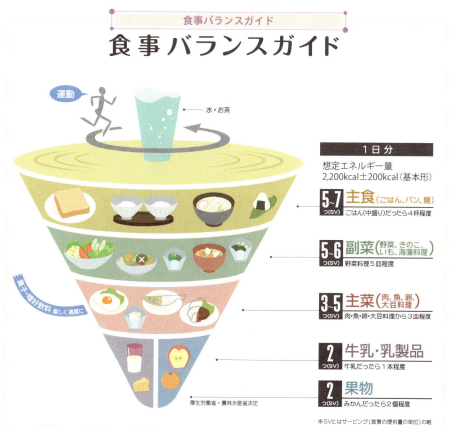

厚生労働省・農林水産省決定

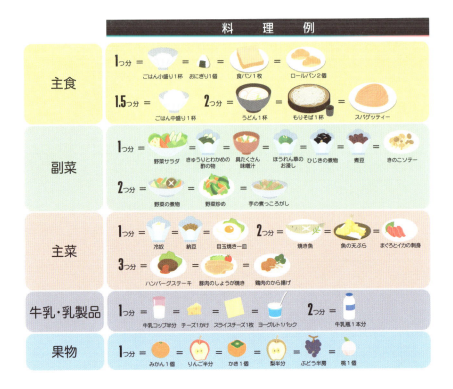

食品を分類してバランスをとる方法

(1) 3色食品群

赤、黄、緑の色別に食品を分けたものです。小学校で使用されています。

分類	機能	主な栄養素	主な含有食品
赤	血や肉をつくるもの	たんぱく質、脂質、ビタミンB群、カルシウム	魚、肉、豆類、乳、卵
黄	力や体温となるもの	炭水化物、ビタミンA・D・B_1、脂質	穀類、砂糖、油脂、いも類
緑	体の調子をよくするもの	カロテン、ビタミンC、カルシウム、ヨード	緑黄色野菜、淡色野菜、海藻、きのこ

（2）6つの食品群

栄養成分の類似している食品を6つに分類し、それらを組み合わせて食べることで栄養バランスをとるという考え方です。

分類	機能	主な栄養素	主な含有食品
第1群	骨や筋肉を作る、エネルギーとなる	たんぱく質	魚、肉、卵、大豆・大豆製品
第2群	骨・歯を作る、体の各機能を調節	ミネラル	牛乳・乳製品、海藻、小魚類
第3群	皮膚や粘膜の保護、体の各機能を調節	カロテン	緑黄色野菜
第4群	体の各機能を調節	ビタミンC	淡色野菜、果物
第5群	エネルギー源となる、体の各機能を調節	炭水化物	穀類、いも類、砂糖
第6群	エネルギー源となる	脂肪	油脂

（3）4つの食品群（四群点数法）

四群点数法は、食品を第1群（乳・乳製品、卵）、第2群（魚介、肉、豆製品）、第3群（野菜（きのこ・海藻を含む）、いも、果物）、第4群（穀類、油脂、砂糖、その他）に分け、それぞれ80kcalとなる量を1点として食べる量を点数で表す方法です。

例えば、1日の摂取エネルギーを1,600kcalとした場合、1点80kcalで、20点を摂取します。4つの群の振り分けは、第1群3点、第2群3点、第3群3点、第4群11点となります。具体的に食べる内容の例は、図のようになります。

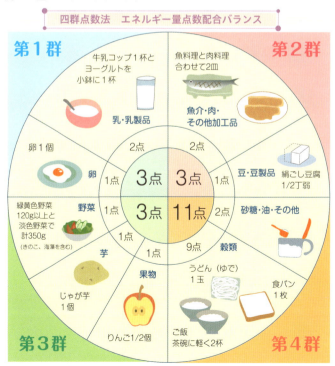

分類	機能	主な栄養素	主な含有食品
第1群	栄養を完全にする	たんぱく質、脂質、ビタミンA・B₁・B₂、カルシウム	乳・乳製品、卵
第2群	肉や血を作る	たんぱく質、脂質、カルシウム、ビタミンA・B₂	魚介、肉、豆・豆製品
第3群	体の調子をよくする	ビタミンA・C、カロテン、ミネラル、食物繊維	野菜（きのこ・海藻を含む）、いも、果物
第4群	力や体温となる	炭水化物、たんぱく質、脂質	穀類、油脂、砂糖、その他（菓子、調味料）

1）第1群のとり方

　卵は1点、乳・乳製品は2点とります。

　卵は、良質なたんぱく質、鉄、ビタミンAを含む栄養のバランスがよい食品です。しかし卵1個には、約230mgのコレステロールが含まれているため、敬遠されがちでもあります。コレステロールは、細胞膜の構成成分、ステロイドホルモン、胆汁酸などの材料になるため、体にはなくてならない栄養素です。コレステロールは、ヒトの肝臓でも合成されていますが、必要量の約3分の2であり、残りは、食品から摂取する必要があります。血中コレステロール値が高いと医師から指摘されるなど、コレステロールの摂取を制限されている場合でなければ、1日に1個の卵は問題ありません。

　乳・乳製品は、カルシウムの吸収に優れ、良質なたんぱく質を含むため、毎日食べるとよい食品です。ただし、チーズには種類により食塩含有量が多いものもあるため、食塩摂取量に注意が必要です。

2）第2群のとり方

　魚介・肉は2点、豆・豆製品は1点とります。

　魚介や肉は、食品によってたんぱく質、脂質の含有量が違います。魚介には、EPAやDHAといったn-3系多価不飽和脂肪酸が多く含まれます。この脂肪酸は、血中脂質の低下、血栓症予防、血圧上昇抑制、記憶力向上などの効果が報告されているので、生活習慣病が心配な方にはおすすめの食材です。肉は、脂質の多いものは、1点実用値が低いため、同じ1点でも少しの量しか食べることができなくなります。できるだけ脂質含有量の少ない肉を選ぶ、他の食事で豆・豆製品や魚を選ぶことでたんぱく質をしっかりとるようにします。

3）第3群のとり方

　野菜は1点、いもは1点、果物は1点とります。

　野菜は1日350g以上の摂取で1点とします。1食あたりにすると約120gの野菜になります。3分の1を緑黄色野菜、3分の2を淡色野菜でとるようにします。目安としては、1日分の生野菜は、両手に山盛り1杯分、加熱野菜は、片手に山盛り1杯分です。どちらかに偏るのではなく、生野菜も加熱野菜も食べると摂取できる野菜の種類も増えて

1日20点食べる場合の献立例

	献立	第1群	第2群	第3群	第4群
朝食	トースト1枚				2.4
	目玉焼き(卵1個とサラダ油)	1			0.5
	付け合わせ(ブロッコリー)60g			(60g)	
	野菜サラダ110g			(110g)	
	トマト 2切れ(60g)				
	きゅうり1/4本(20g)				
	せん切りキャベツ(30g)				
	和風ドレッシング(ノンオイル)小さじ1				0.15
	りんご 1/2個			1	
	ヨーグルト 1杯(130g)	1			
	ミルクティー(牛乳1/2杯)	0.5			
昼食	鴨南蛮そば(そば、鴨肉、ねぎ20g)		1	(20g)	3
	ごはん(50g)				1
間食	カプチーノ(無糖)	0.5			
	シュークリーム				1
夕食	ごはん 1杯(150g)				3
	みそ汁(わかめ、豆腐、しいたけ1/2個(10g))		0.3	(10g)	
	鮭の塩焼き 1切れ		1.2		
	付け合わせ(大根おろし、40g)			(40g)	
	小松菜とあげのさっと煮(小松菜70g、あげ10g)		0.5	(70g)	
	肉じゃが(牛肉5g、人参20g、玉ねぎ20g)		0.2	(50g)	
	(じゃがいも1個(100g))			1	
第3群 野菜(いもと果物を除く)重量合計(350g以上で1点。)				(360g)	
	小計	3.0	3.2	3.0	11.1
	合計				20.2

主な食品ごとの点数は、四群点数法で簡単！カロリー計算(http://4fgmethod.jp/)より算出。

おすすめです。また、汁物にたっぷりの野菜を入れると汁の量を減らすことが出来るため、塩を控えることにもつながります。

　いもは、でんぷんが多く含まれており穀類に近い組成ですが、ビタミンC、カリウム、食物繊維も多く含まれていることから、野菜、果物と同じ第3群に分類します。ビタミンCやカリウムは水溶性のため、調理による損失が大きい栄養素ですが、いもに含まれるビタミンCは、加熱調理による損失が少ないという利点があります。

果物は、ビタミンCなどの供給源となりますが、調理損失が大きいため、できるだけ生で食べるようにします。果物に含まれる果糖（フルクトース）は、過剰摂取すると血中中性脂肪値の上昇を招くため、1日1点に抑えるようにします。

4）第4群のとり方

穀類は9点、油脂は1.5点、砂糖は0.5点とります。

穀類は、炭水化物の供給源としてとります。穀類には、でんぷんが含まれており、でんぷんは、体内でグルコースになり各組織でエネルギー源として利用されます。特に脳のエネルギー源は主にグルコースであるため、穀類の摂取は大切です。穀類の中でご飯は粒食、パンは粉食に分類されます。粒食は粉食に比べて消化・吸収に時間がかかるため、血糖値の上昇が抑えられインスリンの分泌も抑えられます。パスタの材料であるセモリナ粉も血糖値の上昇は緩やかです。穀類の胚芽部分は、ビタミン、ミネラル、食物繊維が豊富であり、胚芽精米、胚芽入りパン、オールブランなどで摂取することができます。

油脂1.5点は、油小さじ約3杯分です。油脂は、どのような種類でも脂質1gあたり9kcalと高エネルギーですが、必須脂肪酸の摂取ができるなど重要な栄養素です。油脂は、胃の消化運動を緩やかにして、食物の胃内滞留時間を長くするため、腹もちがよくなります。また、炭水化物やたんぱく質に比べて少ない量で同じエネルギーをとることができため、胃腸に負担がかからないというメリットがあります。油脂は多すぎても少なすぎてもよくありません。調理法による油の使用量の違いを覚え、多くとりすぎた翌日は油を控えるなど調整することが大切です。

砂糖の摂取量には、煮物の味付けに使う砂糖のほか、ジャムやはちみつも含まれます。

揚げ物の吸油率の目安

	吸油率[1]	食材80g あたりの油の量	エネルギー
素揚げ	3～5%	2.4～4 g	22～36kcal
から揚げ	6～13%	4.8～10.4g	43～93.6kcal
フライ	10～20%	8～16g	72～144kcal
天ぷら	15～40%	12～32g	108～288kcal

[1] 吸油率は、揚げる食材と衣の合計重量に対する割合。なお、細かく切るより大きく切る方が表面積が小さくなるため、吸油率は下がります。

種実類は、アーモンド、くるみ、カシューナッツ、ごまなどで抗酸化ビタミンであるビタミンEが含まれます。

調味料は、砂糖、油脂（マヨネーズを含む）以外の調味料は、エネルギーとしては高くありません。しかし、しょうゆみそなど食塩が多く含まれるものがあるので、過剰にとることは避けます。

菓子は、1日あたり1～2点です。おやつとして、甘い菓子だけでなく、ヨーグルトやいも、果物などを上手に取り入れます。

アルコール飲料は、エネルギーを摂取するという意味では穀類に似ていますが、穀類などに含まれるたんぱく質、ビタミンB群、ミネラル、食物繊維などの栄養素は含まれません。そのため、エンプティカロリーと呼ばれることがあります。

アルコール飲料は、栄養学的な側面よりもストレスの緩和や食事を楽しむ一環として少量をとる程度にするのがよいでしょう。

油脂と調味料の栄養成分

（1）油脂

油には、サラダ油、ごま油、オリーブ油など様々な種類がありますが、すべて1gあたり9kcalです。小さじ1の重量は4g、大さじ1の重量は12gですから、小さじ1は36kcal、大さじ1は108kcalものエネルギーになります。

（2）調味料

調味料は、食塩の量とエネルギー量を知っておくことが重要です。

食事摂取基準で定める1日あたりの食塩摂取量の目標量は、男性8g未満、女性7g未満です。食品にも食塩は含まれていますので、調味料として使える食塩の量は限られます。

食品の中で食塩の含有量が多いものは、ハムやソーセージなど肉の塩蔵品、チーズのほか、漬物、かまぼこなどの練り製品、佃煮、梅干しなど和食には欠かせないものも多くあります。また、パンやそば、うどんなどにも食塩は含まれています。食塩含有量の多い食品を食べ過ぎないようにするほか、酸味やうま味を利用すると食塩を控えてもおいしく食べることができます。また、汁ものの量を少なくし、その分お茶などを活用するのもよいでしょう。

減塩でも美味しく食べるためのポイント

新鮮な食材を使い、食材そのもののおいしさを生かす。

出汁を濃いめにする。インスタントのだしは、食塩を多く含むものもあるので、確認して使う。

味付けは、最後にする。調理の最初から塩をふると、食材になじんで塩味を感じにくいため、最後に味付けし、食材の表面だけに味をつけるようにする。

食塩量を制限しなければならない時は、すべての料理を薄味にするのではなく、塩味をほとんど使わないものと塩味をつける料理でメリハリをつける。

酢、ポン酢、マヨネーズ、トマトケチャップ、カレー粉などの香辛料、ソースなどは、比較的食塩が少ないので活用する。

揚げ物、炒め物など、油を使う料理は、食塩が控えめでも食べやすいので、脂質の取り過ぎにならない程度に活用する。

大葉、青ねぎ、みょうが、パセリ、ハーブやレモンなどを使い、味に塩味以外のアクセントをつけると食べやすくなる。

調味料の食塩量とエネルギー量

食品名	重量（g）	食塩量（g）	エネルギー（kcal）
食塩 小さじ1	5	5	0
しょうゆ 小さじ1	6	0.9	4
しょうゆ 大さじ1	18	2.6	13
みそ 小さじ1	6	0.7	12
みそ 大さじ1	18	2.2	35
ポン酢 小さじ1	6	0.3	3
ポン酢 大さじ1	18	1.0	8
めんつゆ(ストレート)100ml	102	3.4	45
めんつゆ(3倍濃縮) 大さじ1	17	1.7	17
和風ドレッシング 大さじ1	15	0.6	30
ゆず胡椒 小さじ1	6	1.5	3
上白糖 小さじ1	3	0.0	12
上白糖 大さじ1	9	0.0	35
はちみつ 小さじ1	7	0.0	21
はちみつ 大さじ1	21	0.0	62
油 小さじ1	4	0.0	37
油 大さじ1	12	0.0	111
有塩バター 小さじ1	4	0.1	30
有塩バター 大さじ1	12	0.2	89
マヨネーズ 小さじ1	4	0.1	27
マヨネーズ 大さじ1	12	0.3	80
トマトケチャップ 小さじ1	5	0.2	6
トマトケチャップ 大さじ1	15	0.5	18
ごまだれ 大さじ1	18	0.9	34
焼肉のたれ(甘口) 大さじ1	18	1.3	26
ウスターソース 小さじ1	6	0.5	7
ウスターソース 大さじ1	18	1.5	21
中濃ソース 小さじ1	6	0.3	8
中濃ソース 大さじ1	18	1.0	24
お好み焼きソース 大さじ1	21	1.1	31
オイスターソース 大さじ1	18	2.1	19
ナンプラー 小さじ1	6	1.4	3
豆板醤 小さじ1	7	1.2	4
甜麺醤 小さじ1	7	0.5	18

食品名	重量（g）	食塩量（g）	エネルギー（kcal）
マスタード 小さじ1	6	0.2	9
粒入りマスタード 小さじ1	5	0.2	11
顆粒和風だし 小さじ1	3	1.2	7
顆粒中華だし 小さじ1	3	1.4	6
固形ブイヨン 1個	4	1.7	9
カレールウ　約1人分	20	2.1	102
ハヤシルウ　約1人分	20	2.1	102

（日本食品標準成分表2015年版（七訂）より換算）

食品成分表

　食品成分表は、正式名称を日本食品標準成分表といい、文部科学省科学技術・学術審議会資源調査分科会が作成しています。現在の日本食品標準成分表2015年版（第7訂）には、2,191品目の食品の標準成分値が収載されています。掲載されている成分値は、食品が採れる季節や地域、部位、状態によっても差があるため、標準的な成分値となっています。

◆廃棄率と可食部

　廃棄率は、通常の食習慣において廃棄される部分の食品全体、あるいは、購入形態に対する重量の割合（%）で示したものです。廃棄部分を除いた部分を可食部といい、食品成分表の成分値は、可食部100gあたりの数値が記載されています。

◆成分項目

　掲載されている成分項目は、エネルギー、水分、たんぱく質、アミノ酸組成によるたんぱく質、脂質、トリアシルグリセロール当量、脂肪酸、コレステロール、炭水化物、単糖当量、食物繊維、灰分、ミネラル（13種類）、ビタミン（13種類）、食塩相当量です。

◆重量変化率

　調理によって変化する食品の重量を調理前と比べて表したものです。

保健機能食品

　生体の防御、体内リズムの調節、老化抑制、疾病の予防に関わる生体調節機能を持つ成分を機能性成分といいますが、この成分を効率よく摂取できるように加工した食品を機能性食品といい、さらに一定の規格を満たしたものを保健機能食品といいます。保健機能食品には、特定保健用食品（トクホ）、栄養機能食品、機能性表示食品の3種類があります。これらは、あくまでも食品として摂取するものであるため、医薬品のように「効く」「治る」といった表現はできません。食事は主食、主菜、副菜を揃えたバランスのよいものとすることが基本であり、補助的に摂取するものであることに注意が必要です。

　一般に健康食品や健康補助食品などの名称で販売されているものは、法律上の定義は無く、広く健康の保持増進に資する食品として販売・利用されるもの全般をいいます。

(1) 特定保健用食品（トクホ）
　機能性食品の中でも、健康の維持増進に役立つことが科学的根拠に基づいて認められ、例えば「コレステロールの吸収を抑える」などの表示が許可されている食品です。表示されている効果や安全性は国が審査を行い、食品ごとに消費者庁長官が許可しています。特定保健用食品（トクホ）として認可された場合、その食品の栄養成分含有量のほかに「保健用途」と「栄養成分機能」を表示することができます。

(2) 栄養機能食品
　栄養機能食品は、1日に必要な栄養成分（ビタミン、ミネラルなど）が不足しがちな場合、その補給・補完のために利用できる食品をいいます。ビタミン12種とミネラル5種について国の規格基準を満たしていれば、国が定めた栄養成分の機能を表示することができるものです。基準にあっていればよく、許可申請、届出は必要ありません。なお、栄養成分の機能だけではなく、注意喚起の表示も必要になります。

(3) 機能性表示食品
　機能性表示食品は、事業者の責任において、科学的根拠に基づいた機能性を表示したものをいいます。販売前に安全性及び機能性の根拠に関する情報などが消費者庁長官へ届け出たものが対象になります。商品には、消費者庁長官に届け出た機能性の内容について、保健の目的が期待できる内容が表示できます。

(4) 特別用途食品
　乳児、幼児、妊産婦、病者等の発育または健康の保持もしくは回復の用に供することが適当な旨を医学的、栄養学的表現で記載し、かつ用途を限定したものをいいます。
　具体的には、病者用食品、妊産婦・授乳婦用粉乳、乳児用調整粉乳、えん下困難者用食品などがあり、個別に許可され、許可証票がつけられています。

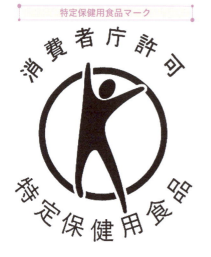

特定保健用食品マーク

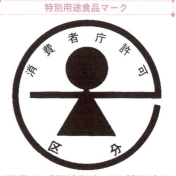

特別用途食品マーク

備考：区分欄には、乳児用食品にあっては「乳児用食品」と、幼児用食品にあっては「幼児用食品」と、妊産婦用食品にあっては「妊産婦用食品」と、病者用食品にあっては「病者用食品」と、その他の特別の用途に適する食品にあっては、当該特別の用途を記載。

時間栄養学

　ヒトの体内には、気温や生活環境の変化などによる外的環境変化に順応する形で徐々に形成されてきた体内リズムが備わっています。体内リズムは、睡眠や体温、血圧などを周期的に変動させるしくみで、1日周期の概日リズムまたは日周リズム（サーカディアンリズム）、1か月周期の月周リズム、1年周期の年周リズムがあり、これらのリズムが乱れると代謝が狂い、健康にも影響があることが明らかになりつつあります。

　概日リズムは、体内時計（生物時計）によって保たれています。体内時計は、生物体内で時間の変化を測定する機構のことで、中枢時計と末梢時計があります。中枢時計は脳、末梢時計は肝臓などのあらゆる臓器組織に分布しています。中枢時計は、朝目覚めた時に強い太陽光によってリセットされます。末梢時計は、中枢時計からの指令によりリセットされますが、同時に朝食からのエネルギーも必要となります。このため、朝食を抜くと末梢時計がうまく働かず、エネルギー消費量が減少し肥満などの生活習慣病につながることも分かってきています。

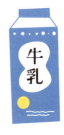

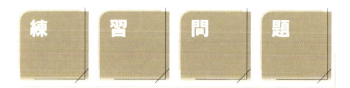

1 日本人の食事摂取基準が改訂される年数について、正しいものは次のうちどれですか。
① 毎年　② 3年　③ 5年　④ 7年

2 日本人の食事摂取基準の指標について、生活習慣病予防のために摂るべき摂取量を示しているものは次のうちどれですか。
① 推定平均必要量
② 推奨量
③ 目安量
④ 目標量

3 食事バランスガイドについて、副菜の説明として正しいものは次のうちどれですか。
① 魚料理
② 野菜、きのこ、いも、海藻料理
③ 肉料理
④ 特に定めはない

4 食事バランスガイドについて、基本形（身体活動量が「低い」成人男性、身体活動量が「ふつう以上」の成人女性）の場合摂取する副菜の量で正しいものは次のうちどれですか。
① 2〜3つ　② 3〜4つ　③ 4〜5つ　④ 5〜6つ

5 食品を4つの群に分けて点数を計算し、バランスをとる食事法を四群点数法といいますが、1点分のエネルギー量について、正しいものは次のうちどれですか。
① 50kcal
② 80kcal
③ 100kcal
④ 120kcal

練習問題

6 四群点数法では、１点あたりのエネルギー量を定めていますが、第３群のみ計算方法が違います。正しい計算方法は、次のうちどれですか。
① 食材の数で数える。
② 350g以上の野菜を食べることで１点と数える。
③ 緑黄色野菜120g以上を食べることで１点と数える。
④ 果物を100g以上食べることで１点と数える。

7 アルコールを飲む時の注意点について、間違っているものは次のうちどれですか。
① アルコールは、ストレス緩和や食事を楽しむ一環として少量を楽しむようにする。
② 必ず休肝日を設ける。
③ アルコールは、エネルギーは摂取できるが、穀類などに含まれるたんぱく質、ビタミンB群、ミネラル、食物繊維を含まないことに注意する。
④ アルコールは、エンプティカロリーと呼ばれ、飲んでも太らないため、太りたくない人は、穀類を食べるのではなくアルコールを飲むとよい。

8 油のエネルギー量について、大さじ1のエネルギー量で正しいものは次のうちどれですか。
① 約15kcal ② 約30kcal ③ 約50kcal ④ 約100kcal

9 食塩の摂取量について、日本人の食事摂取基準2015年版で定める１日あたりの目標量で正しいものは次のうちどれですか。
① 男性11g未満、女性9g未満
② 男性8g未満、女性7g未満
③ 男女とも6g未満
④ 男女とも5g未満

10 保健機能食品について、間違っているものは次のうちどれですか。
① 機能性成分を効率よく摂取できるように加工した食品を機能性食品という。
② 機能性食品をとる時であっても、あくまでも食事のバランスをよいものにすることが基本である。
③ 機能性食品の中でもトクホは、効果が確立されているものなので、たとえ食事がとれなくても、トクホの食品だけとっていればよい。
④ 機能性表示食品は、事業者の責任において科学的根拠に基づいた機能性を表示した上で消費者庁に届け出たものである。

解答
1-③、2-④、3-②、4-④、5-②、6-②、7-④、8-④、9-②、10-③

第 12 章

ライフステージ別の栄養

第12章 ライフステージ別の栄養

妊娠期の栄養

（1）妊娠期

　妊娠は、受精した卵子が子宮内膜に着床してから出産するまでをいいます。ヒトでは、受精から出産まで約266日かかり、直径0.1mmほどの受精卵が身長約50cm、体重約3kgに成長します。日本人の食事摂取基準2015年版では、妊娠13週6日までを初期、14週0日～27週6日を中期、28週0日以上を後期としています。

　妊娠時は、胎児の発育に必要なエネルギーやたんぱく質をとる必要があります。しかし、妊娠期に特有の疾病にならないよう肥満にも注意が必要です。一方で、妊娠前の**体格区分**が「やせ」や「ふつう」で妊娠中の体重増加量が、少ない（7kg未満）女性から生まれた児では、低出生体重児となるリスクが高くさらに将来、生活習慣病になりやすい可能性も示唆されています。妊娠時は、体重の増えすぎだけではなく、やせにも注意が必要です。

　妊娠期に特徴的な疾患は、鉄欠乏性貧血、妊娠高血圧症候群、妊娠糖尿病などがあります。

妊娠期における特徴的な疾患

疾患	定義など
鉄欠乏性貧血	胎児や胎盤の発育、母体の赤血球増加により、体内の貯蔵鉄を使うため、鉄が不足すると、赤血球の生成が妨げられ鉄欠乏性貧血となります。動物性食品に含まれるヘム鉄は、植物性食品に含まれる非ヘム鉄より吸収率が高いです。非ヘム鉄を摂取する時は、たんぱく質やビタミンCも一緒に摂取すると吸収率が高まります。また、緑茶などに多く含まれるタンニンは、食品中の鉄の吸収を妨げます。
妊娠高血圧症候群	妊娠20週以降、分娩後12週までに高血圧が見られる場合、または高血圧によるたんぱく尿を伴う場合のいずれかで、かつ妊娠偶発合併症によらないものをいいます（日本産科婦人科学会による定義）。母体高年齢、肥満、多胎などの場合に危険性が高まります。
妊娠糖尿病	妊娠中に初めて発症した糖尿病に至っていない糖代謝異常をいいます（日本糖尿病、妊婦学会による定義）。高血糖を予防し、血糖の変動を少なくするためには、1日4～6回食にすることが有効な方法とされています。

？ 語句解説　体格区分：「妊産婦のための食生活指針（2006年）」では、BMI18.5未満を「やせ」、18.5以上25.0未満を「ふつう」、25.0以上を「肥満」としています。

第12章　ライフステージ別の栄養

妊婦の食事摂取基準（抜粋）

エネルギー・栄養素		非妊娠時	妊娠時（付加量）
エネルギー（kcal/日）	推定エネルギー必要量	18〜29歳　1,950 30〜49歳　2,000	初期　＋50 中期　＋250 後期　＋450
たんぱく質（g/日）	推奨量	50	初期　＋0 中期　＋10 後期　＋25
脂質　n-6系脂肪酸（g/日）	目安量	8	9
脂質　n-3系脂肪酸（g/日）	目安量	1.6	1.8
ビタミンA（μgRAE/日）	推奨量	18〜29歳　650 30〜49歳　700	初期・中期　＋0 後期　＋80
ビタミンB₁（mg/日）	推奨量	1.1	＋0.2
ビタミンB₂（mg/日）	推奨量	1.2	＋0.3
ビタミンB₆（mg/日）	推奨量	1.2	＋0.2
ビタミンB₁₂（μg/日）	推奨量	2.4	＋0.4
葉酸（μg/日）	推奨量	240	＋240
ビタミンC（mg/日）	推奨量	100	＋10
マグネシウム（mg/日）	推奨量	18〜29歳　270 30〜49歳　290	＋40
鉄（mg/日）	推奨量	月経あり　10.5	初期　＋2.5 中期・後期　＋15.0
亜鉛（mg/日）	推奨量	8	＋2
銅（mg/日）	推奨量	0.8	＋0.1
ヨウ素（μg/日）	推奨量	130	＋110
セレン（μg/日）	推奨量	25	＋5

・推定エネルギー必要量：身体活動レベルⅡの場合
・資料：日本人の食事摂取基準2015年版

（2）妊産婦に必要な栄養

　日本人の食事摂取基準2015年版では、妊産婦に必要なビタミン、ミネラルについて付加量が定められています。

◆葉酸

　妊娠4〜5週ころに脳や脊髄などの中枢神経系の神経管が作られますが、この時期に葉酸が不足していると、神経管閉鎖障害となり二分脊椎症の原因となります。妊娠4〜5週は、妊婦がまだ妊娠に気づいていないことが多い時期となるため、妊娠の可能性がある女性は、日頃から葉酸が不足しないよう心がけることが大切です。

◆鉄

　鉄欠乏性貧血を防ぐため、鉄の摂取を増やし、鉄の吸収率を向上させるたんぱく質やビタミンCの摂取が必要です。

◆カルシウム

　妊娠中は、腸管からのカルシウムの吸収率が著しく上昇します。そのため、食事摂取基準においてカルシウムの付加量は設定されていません。ただし、非妊娠時においてもカル

シウムは不足気味となっていますので、多めにとることが大切です。

授乳期の栄養

（1）授乳期
乳児に授乳する時期を授乳期といいます。授乳期には、産後約6～8週間の産褥期を含みます。

（2）授乳婦の栄養
分娩により消耗した体力の回復のため、また育児のための労働量の増加や乳汁の分泌などから、授乳婦は高エネルギー、高たんぱく質、ビタミン・ミネラルの豊富な食事が必要です。ただし、授乳しない場合はエネルギーのとりすぎに注意します。

また、日本人の食事摂取基準2015年版にカルシウムの付加量は示されていませんが、出産後は妊娠中に比べてカルシウムの吸収率が下がることや授乳でカルシウムが減少することから、十分な摂取が必要です。

（3）母乳の栄養
母乳は、乳児が消化・吸収しやすく成長発達や免疫力を高める因子、感染防止因子などを含んでおり、可能な限り母乳を与えることが望ましいとされています。しかしながら、母乳の質は、母体の栄養状態に左右されることや、授乳には体力も必要であることから、母体の体調を十分考慮して無理のないようにすることが大切です。

分娩後の数日間に分泌される母乳は初乳といい、黄色味を帯びておりたんぱく質やミネラルが多く含まれています。特に神経系の発達に必要とされるタウリン、感染防御に働くラクトフェリン、細菌やウイルス感染の予防に働く分泌型免疫グロブリンA、リゾチームなどを豊富に含んでいます。分娩後、10～15日ほどで成乳となると初乳に比べて乳糖や脂質が多く含まれるようになります。

授乳期の食生活の注意点

3食以外に1～2回補食の機会を設ける。

育児不安や育児の忙しさなどから食事がおろそかになっている時は、調理済み食品を利用するなどして気持ちをリラックスさせる。

食物繊維は、腸内の有害物質を吸着して体外に排泄する働きがあるので、いも類、豆類、野菜類、きのこ類、藻類などを積極的に摂取する。

アルコールは、乳汁に移行するので、飲酒後2時間程度は授乳を避けることが望ましい。カフェインも乳汁に移行するため、多量摂取は避ける。

語句解説
産褥期：妊娠、分娩を経て、母体が妊娠前の状態に戻るまでの産後6～8週をいいます。

（4）乳児期の栄養

　乳児は、生後1年未満をさします。乳児期の前半（生後5〜6か月まで）の栄養源は、おもに乳汁です。乳汁栄養は、母乳、人工乳、混合栄養の3種類があります。生後5〜6か月を過ぎるとたんぱく質やミネラルなどの栄養素が不足します。乳汁以外の食べ物の摂取が必要になるので離乳食を開始し、離乳の完了は、12〜18か月ころとされています。

乳児の食事摂取基準（抜粋）

エネルギー・栄養素	策定項目	0〜5（月）		6〜8（月）		9〜10（月）	
		男児	女児	男児	女児	男児	女児
エネルギー（kcal/日）	推定エネルギー必要量	550	500	650	600	700	650
たんぱく質（g/日）	目安量	10		15		25	
カルシウム（mg/日）	目安量	200		250			
ビタミンD（μg/日）	目安量	5.0		5.0			
ビタミンK（μg/日）	目安量	4		7			

・資料：日本人の食事摂取基準2015年版

成長期の栄養

（1）幼児期

　幼児期は、満1歳から小学校入学までをさします。成人と比べると体重1kgあたりのエネルギーやたんぱく質などの必要量は、成人の2〜3倍となります。特にたんぱく質は、筋肉や臓器の材料となるため重要です。その他、血液の成分となる鉄、骨や歯の発育に必要なカルシウム、ビタミンDも十分にとることが必要です。この時期の子供は、1食で食べることのできる量が少ないため、間食も含め1日4〜5食に分けて食べるようにします。

　毎回の食事は、主食、主菜、副菜を組み合わせ、栄養バランスを整えるとともに、味覚が発達する時期でもあるため、素材の味がわかる薄味とし、様々な食品を経験させることが大切です。

幼児期の食事摂取基準（抜粋）

エネルギー・栄養素	策定項目	1〜2歳		3〜5歳	
		男子	女子	男子	女子
エネルギー（kcal/日）	推定エネルギー必要量	950	900	1,300	1,250
たんぱく質（g/日）	推奨量	20		25	
カルシウム（mg/日）	推奨量	450	400	600	550
ビタミンD（μg/日）	目安量	2.0		2.5	
鉄（mg/日）	推奨量	4.5		5.5	5.0

・身体活動レベルⅡの場合。
・資料：日本人の食事摂取基準2015年版

163

（2）学童期

　学童期は、小学校1〜6年生をいいます。学童期は、身体的成長がめざましく、活動量も増加するため、発育に必要なエネルギー、たんぱく質、脂質、各種ビタミンやミネラルなどが不足しないように注意することが大切です。また、学童期の終わりころから女子は月経が始まるため、男子よりも鉄の摂取を心がける必要があります。

　最近の小学生は、咀嚼力が低下しているため、食物繊維の多い豆類、海藻、野菜類など咀嚼回数が多くなるような食べ物や調理法の選択を心がけることも大切です。また、塾通いなどで夜型生活の子供が増え、朝食欠食が問題となっています。肥満、糖尿病、脂質異常症などの生活習慣病予備群が小学生にも増加しているため、バランスのよい食事や適切なエネルギー量の食事などに気を配ることが必要です。

学童期の食事摂取基準（抜粋）

エネルギー・栄養素		策定項目	6〜7歳		8〜9歳		10〜11歳	
			男子	女子	男子	女子	男子	女子
エネルギー（kcal/日）		推定エネルギー必要量	1,550	1,450	1,850	1,700	2,250	2,100
たんぱく質（g/日）		推奨量	35	30	40		50	
脂質	%エネルギー	目標量	20〜30		20〜30		20〜30	
	n-6 系脂肪酸(g/日)	目安量	7		9	7	9	8
	n-3 系脂肪酸(g/日)	目安量	1.4	1.3	1.7	1.4	1.7	1.5
ビタミンC（mg/日）		推奨量	55		60		75	
カルシウム（mg/日）		推奨量	600	550	650	750	700	750
鉄（mg/日）		推奨量	6.5		8.0	8.5	10.0[a]	
食物繊維（g/日）		目標量	11以上	10以上	12以上		13以上	

・身体活動レベルⅡの場合。
・資料：日本人の食事摂取基準 2015 年版
a 月経ありの場合、14.0mg／日

（3）思春期

　思春期は、女子では、8〜9歳から17〜18歳、男子では、10〜11歳から18〜19歳をいいます。思春期は、身体の発達が急速で活動量も増え、基礎代謝量が一生を通じて最大となるため、多くの栄養素が必要となります。そのため、成長に必要なたんぱく質、カルシウムや血液に必要な鉄、鉄の吸収を促進するビタミンCの摂取が必要です。このほか、糖質のエネルギー代謝に必要なビタミンB_1・B_2、ナイアシン、視覚機能や成長促進に関与するビタミンA、カルシウムの吸収を助けるビタミンDなどが特に重要となります。

第12章　ライフステージ別の栄養

思春期の食事摂取基準（抜粋）

エネルギー・栄養素	策定項目	12～14歳		15～17歳	
		男子	女子	男子	女子
エネルギー（kcal/日）	推定エネルギー必要量	2,600	2,400	2,850	2,300
たんぱく質(g/日)	推奨量	60	55	65	55
ビタミンA（μgRAE/日）	推奨量	800	700	900	650
ビタミンB₁(mg/日)	推奨量	1.4	1.3	1.5	1.2
ビタミンB₂(mg/日)	推奨量	1.6	1.4	1.7	1.4
ナイアシン(mgNE/日)	推奨量	15	14	16	13
ビタミンC（mg/日）	推奨量	95		100	
ビタミンD（μg/日）	目安量	5.5		6.0	
カルシウム(mg/日)	推奨量	1,000	800	800	650
鉄(mg/日)	推奨量	11.5	10.0ᵃ	9.5	7.0ᵇ

・身体活動レベルⅡの場合。
・資料：日本人の食事摂取基準 2015 年版
a 月経ありの場合、14.0mg／日
b 月経ありの場合、10.5mg／日

成人期の栄養

（1）成人期の特徴

　成人期は、20～64歳までの期間をさします。20～29歳までを青年期、30～49歳までを壮年期、50～64歳までを実年（中年）期といいます。この間徐々に身体機能の低下や精神的・心理的な変化による心身の不調を感じやすくなります。

　基礎代謝量、体力、栄養素の消化・吸収能力、脂肪合成能力、血糖の処理能力、運動機能や筋力が徐々に低下するほか、運動不足になりがちになります。日常生活や社会生活の環境も様々に変化が生じ、特に成人期の後半には生活習慣病などの疾病も発症しやすくなります。生活習慣病は、食習慣、運動習慣、喫煙、飲酒などの生活習慣が、その発症、進行に影響する疾患群とされ、糖尿病、脳卒中、心臓病、脂質異常症、高血圧、肥満などがあります。糖尿病や脂質異常症、高血圧などは重症な場合を除き、ほとんどが無症状のため放置しがちですが、糖尿病には、神経障害、網膜症、腎症などの合併症があり、高血圧は脳血管障害、脂質異常症は虚血性心疾患（狭心症や心筋梗塞）を引き起こす可能性が高まります。こうした生活習慣病は、食事、運動、飲酒、喫煙の習慣を見直すことで予防・改善する一次予防の考え方が重要です。また女性は、40代後半に入ると閉経が訪れます。卵巣ホルモンの産生・分泌は急激に減少し、内分泌の変化で代謝速度が落ち、消費エネルギーも減少するため、体重は増加しやすくなります。また骨量も急激に減少するため、骨粗しょう症のリスクが高まります。

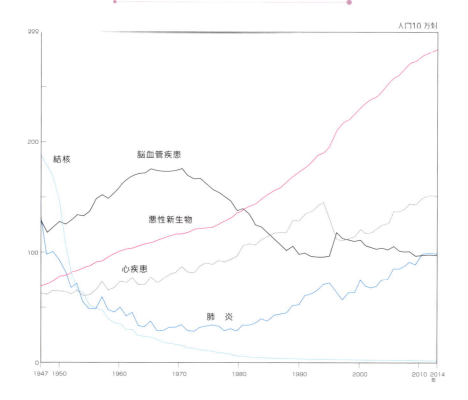

主要死因別に見た粗死亡率の年次推移

資料：がんの統計'15（公益財団法人がん研究振興財団）

(2) 成人期の栄養

　生活習慣病の危険因子は、肥満のほかに高血圧、中性脂肪及びLDLコレステロールの高値、高血糖などがあります。健康診断などでこれらの数値を指摘されても、自分の健康問題として認識していない人が多いとの調査もあり、まずは、自らの健康問題として認識し、自己管理能力を高めることが重要です。脂質過多、食塩過多にならないこと、外食時は単品ものを選ばずにできるだけ定食にする、飲酒はほどほどにし休肝日を設けるなど、自分の食生活を意識し、食事バランスガイドや食品の分類によるバランスのよい食べ方を参考に、日々の食事内容が偏らないよう心がけることが大切です。

高齢期の栄養

　高齢期は、65歳以上をさします。高齢期には、胃液の分泌量の減少、血圧の上昇、肺のガス交換能力（酸素を取り込み、二酸化炭素を排出する能力）の低下、腎機能の尿の希釈能や濃縮能の低下などがみられるようになります。また、水や電解質の代謝能力と代謝速度が低

下し、のどの渇きを感じにくくなる一方で、脱水に弱くなります。たんぱく質、脂質、糖質、亜鉛など様々な栄養素の代謝機能も低下するため、必要な栄養素が吸収されず、不必要な栄養素が蓄積されるという状況になりがちです。

このため、高齢期の食事は、エネルギーや脂質の過剰摂取を抑えつつ、必要な栄養素や水分は十分にとるということに気をつける必要があります。

具体的には、たんぱく質は、成人量とほぼ変わらない量、水分や食物繊維は、十分な摂取を心がけます。ビタミンについては、老化防止やがん予防に効果的とされているビタミンA、骨粗しょう症の予防に必要なビタミンD、抗酸化作用を持つビタミンEを十分に摂取することが大切です。そのほか、カルシウム、鉄などのミネラル、高血圧の予防としてカリウムを十分摂取し、食塩の摂取を制限することが重要です。

高齢者のための食事ポイント

食事を楽しむ

旬の食材を使った料理を楽しんだり、家族や友人と語らいながら食事をするなど、食事を楽しむことが、気持ちの活性化につながります。

噛みやすく、消化しやすいものを

咀嚼力や嚥下機能の低下を考慮して、軟らかい食品を選ぶ。
「とろみ」をつけるなどして誤飲を防ぐ。刺激の強い味付けは、さけることが大切です。

食事のリズムを規則正しく

朝食と昼食が、一緒になることなどがないよう、朝昼夕の3回の食事を規則正しい時間に食べることで生活のリズムを整えることが大切です。

低栄養に気をつける

高齢期には、太り過ぎなどの栄養過剰な人がいる一方で、低栄養状態に注意しなければならない人もいます。
必要な栄養素は、十分にとるようにしましょう。

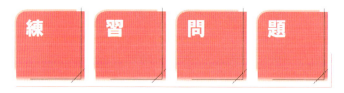

1 女性の妊娠期に気をつけるべき点について、正しいものは次のうちどれですか。
① 妊娠期は、胎児の発育に必要なため、十分にエネルギーをとることが必要で、肥満になっても気にしなくてよい。
② 妊娠期は、エネルギーやたんぱく質よりもビタミンとミネラルをたくさんとる方がよい。
③ 妊娠前の体格が「やせ」や「ふつう」で妊娠中の体重増加量が7kg未満の女性から生まれた児は、将来、生活習慣病を発症しやすいといわれる低出生体重児を出産するリスクが高い。
④ 子供は、小さく生んで大きく育てた方がよいので、低出生体重児として生まれてもほとんど問題はない。

2 幼児期の栄養について、正しいものは次のうちどれですか。
① 成人と比べると体重1kgあたりのエネルギーやたんぱく質の必要量は、それほど変わらない。
② 味覚が発達する時期なので、いろいろと濃い味のものを食べさせた方がよい。
③ 幼児期は、3〜5歳までをいう。
④ 1食で食べることができる量が少ないため、間食を含めて1日4〜5食に分けて食べるとよい。

3 成長期の栄養について、間違っているものは次のうちどれですか。
① 学童期の夜型生活の子供が増え、朝食欠食が問題となっている。
② 学童期から、肥満、糖尿病、脂質異常症などの生活習慣病予備群となる小学生が増えており、バランスのよい食事や適切なエネルギー量の食事が大切である。
③ 最近の小学生は、咀嚼力が低下しているため、できるだけ食べやすい、やわらかいものを食べるようにした方がよい。
④ 思春期には、基礎代謝量が一生を通じて最大となる。

練習問題

4 成人期の栄養について、間違っているものは次のうちどれですか。

① 成人期は基礎代謝量、体力、栄養素の消化・吸収能力、脂肪合成能力、血糖処理能力、運動機能や筋力が徐々に低下し、さらに運動不足になりがちである。

② 生活習慣病は、食習慣、運動習慣、喫煙、飲酒などの生活習慣がその発症と進行に影響する疾患群をいう。

③ 生活習慣病には、糖尿病、脳卒中、心臓病、脂質異常症、高血圧、肥満などがある。

④ 生活習慣病の危険因子は肥満の他に高血圧、中性脂肪及びHDLコレステロールの高値、高血糖などがある。

5 高齢者の栄養について、間違っているものは次のうちどれですか。

① 高齢期は、胃液の分泌量の減少、血圧の上昇、肺のガス交換能力の低下、腎機能の尿の希釈能や濃縮能の低下などがみられる。

② 水や電解質の代謝能力と代謝速度は亢進するため、のどの渇きを感じにくくなる一方、脱水に弱くなる。

③ 高齢期の食事はエネルギーや脂質の過剰摂取を抑えつつ、必要な栄養素や水分を十分にとることが大切である。

④ ビタミンについては、特にビタミンAを十分にとることが大切である。

解答
1-③、2-④、3-③、4-④、5-②

第 **13** 章

生活習慣病と栄養

第13章 生活習慣病と栄養

メタボリックシンドローム

　メタボリックシンドロームとは、内臓脂肪の蓄積による肥満に高血圧、高血糖、脂質代謝異常が組み合わさり、心臓病や脳卒中などの動脈硬化性疾患をまねきやすい病態をいいます。

　内臓脂肪の蓄積に加えて脂質代謝異常、血圧高値、高血糖の2つ以上の項目に当てはまる場合に、メタボリックシンドロームと診断されます。日本では、40〜74歳を対象に特定健康診査・特定保健指導によりメタボリックシンドロームの該当者、またはその疑いがある人への生活指導が義務付けられています。内臓脂肪の蓄積は、ウエスト周囲径が男性85㎝、女性90㎝を超えているかどうかで診断します。

　内臓脂肪は、皮下脂肪よりも溜まりやすく減りやすいという特徴があるため、食べ過ぎや運動不足を改善することで、メタボリックシンドロームを改善することができます。

メタボリックシンドロームの判断基準

内臓脂肪蓄積	内臓脂肪蓄積に加え、以下のうち2項目以上に該当	
ウエスト周囲径　　　男性≧ 85㎝ 　　　　　　　　　　女性≧ 90㎝	高トリグリセライド血症 かつ/または 低HDLコレステロール血症	≧ 150mg/dL < 40mg/dL
	収縮期血圧 かつ/または 拡張期血圧	≧130mmHg ≧85mmHg
（内臓脂肪面積　男女とも≧100㎠に相当）	空腹時高血糖	≧110mg/dL

資料：メタボリックシンドロームの定義と診断基準（日本内科学会雑誌 第94巻 第4号）

糖尿病

　糖尿病は、インスリンの作用不足によって血糖値が高くなり、高血糖状態が慢性的に持続する代謝異常の疾患です。糖尿病には1型と2型があります。1型は小児から思春期に発症することが多く、インスリンを分泌する膵臓のβ細胞が破壊されることで、インスリン不足となるものです。2型は、食べ過ぎや運動不足といった生活習慣の乱れが原因となるもので、多くは成人してから発症します。2型糖尿病は、インスリンの分泌量が少ないインスリン分泌不全と、分泌はあるものの作用が低下しているインスリン抵抗性の両方がみられることが多くあります。日本人は、欧米人に比べてインスリン分泌能力が低く、糖尿病になりやすい

といわれています。

糖尿病は、合併症を引き起こす点が特に問題です。糖尿病の合併症として糖尿病網膜症、糖尿病腎症、糖尿病神経障害、糖尿病足病変、歯周病などがあります。

食事は、栄養バランスを整えると共に、急激に血糖値を上げるような食べ物や食べ方を避け、体に負担の少ない食生活とすることが大切です。

GI（グリセミック・インデックス）ってなんだ？

グリセミック・インデックスは、糖尿病の食事療法において食事の量的な面だけではなく、質的な面も考慮すべきとの考えから出た概念です。

基準となる糖質を摂取した時の2時間後までの血糖曲線化面積に対する検査食品の比率を計算します。通常、基準食は、白パンが用いられますが、日本の主食である米飯を基準としたGI測定も試みられています。GIの高い食品は消化吸収が速く、血糖値の急な上昇をまねきやすいとされています。

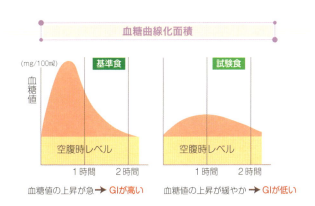

脂質異常症

　脂質異常症は、血液中の脂質が基準値を超え、異常な値を示した状態をいいます。この状態が進行すると、動脈硬化となり、心筋梗塞や脳梗塞の原因となります。脂質異常症の多くは、過食、高脂肪食のとりすぎ、運動不足や肥満といった生活習慣の乱れが原因で発症します。

　脂質異常症は、高LDLコレステロール血症、低HDLコレステロール血症、高トリグリセライド（中性脂肪）血症のいずれかひとつ、あるいは複数に該当した場合をいいます。

　食事は、バランスのよい食事を心がけることや、摂取エネルギーを控え、適正な体重を保つこと、ビタミンやミネラル、食物繊維を十分にとること、動物性脂肪に多く含まれる飽和脂肪酸をとりすぎないようにすることが大切です。LDLコレステロールが高い人は、コレステロールを多く含む食品を控えること、中性脂肪が高い人は、砂糖や果物などの糖質とアルコールを減らすことが重要です。

脂質異常症の診断基準（空腹時採血）

LDLコレステロール	140 mg/dL 以上	高LDLコレステロール血症
	120〜139 mg/dL	境界域高LDLコレステロール血症
HDLコレステロール	40 mg/dL未満	低HDLコレステロール血症
トリグリセライド	150 mg/dL以上	高トリグリセライド血症

資料：動脈硬化性疾患予防ガイドライン 2012 年版（日本動脈硬化学会）

痛風

　痛風は、血液中の尿酸が増える高尿酸血症が原因で発生する関節炎です。高尿酸血症（血清尿酸値が7.0mg/dL以上）の状態が持続することで、血液に溶けきらなくなった尿酸が関節内に付着し激しい痛みを伴う炎症が起こります。

　尿酸は、細胞中のDNAやRNA、ATPなどのエネルギー伝達物質を構成するプリン体の最終代謝産物です。プリン体は、食品からも摂取しますが、体内でも作られ、肝臓で代謝され、腎臓でろ過されて尿酸として尿中に排泄されます。体内で作られるプリン体と食事から摂取する量に対し、尿による排出量が少ないと尿酸は血液中に蓄積されます。

　食事は、摂取エネルギーを適正にし、肥満傾向にある人は体重を減らすこと、プリン体を多く含む食品やアルコール飲料を避けること、水分を十分に摂取すること（1日2L以上）、食塩摂取量を控えること、野菜やいも類、海藻などを十分に摂取することが大切です。

(!) **重要語句**　dL（デシリットル）：1Lの10分の1。100mlに相当します。

第13章　生活習慣病と栄養

食品に含まれるプリン体含有量

食品	100g中の総プリン体量 (mg/100g)	1回あたりのプリン体量	
		プリン体（mg）	1回あたりの食品重量（g）
白米	25.9	20.7	80（ご飯1杯180g分）
玄米	37.4	29.9	80（ご飯1杯180g分）
大麦	44.3	4.4	10（大さじ1杯）
薄力粉	15.7	15.7	100（1カップ）
豆腐	31.1	31.1	100（1/3丁）
枝豆	47.9	19.2	40（50粒）
納豆	113.9	45.6	40（小1パック）
ピーナッツ	49.1	9.8	20（20粒）
鶏卵	0.0	0.0	50（1個）
牛乳	0.0	0.0	200（1カップ）
チーズ	5.7	1.1	20（1枚）
ほうれん草（葉）	51.4	20.6	40
小松菜（葉）	10.6	4.2	40
ブロッコリー	70.0	35.0	50
もやし	35.0	17.5	50
ピーマン	69.2	34.6	50
ズッキーニ	13.1	6.5	50
かぼちゃ	56.6	28.3	50
えのきだけ	49.4	24.7	50
ひらたけ	142.3	71.2	50
舞茸	98.5	49.2	50
ブナシメジ	20.8	10.4	50
エリンギ	13.4	6.7	50
生椎茸	20.8	8.3	40（2個）
わかめ	262.4	5.2	2
もずく	15.4	0.3	2
ひじき	132.8	2.7	2
みそ（赤）	63.5	6.4	10（大さじ1/2強）
醤油	45.2	2.7	6（小さじ1）
オイスターソース	134.4	8.1	6（小さじ1）
粉末スープ（コンソメ）	179.8	4.5	2.5（1食分）
だしの素	684.8	6.8	1（1回分）

第13章
生活習慣病と栄養

175

食品	100g中の総プリン体量 (mg/100g)	1回あたりのプリン体量	
		プリン体(mg)	1回あたりの食品重量(g)
豚肉 バラ	75.8	60.6	80
豚肉 ヒレ	119.7	95.8	80
豚肉 ロース	90.9	72.7	80
豚肉 レバー	284.8	227.8	80
牛肉 カタロース	90.2	72.2	80
牛肉 ヒレ	98.4	78.7	80
牛肉 モモ	110.8	88.6	80
牛肉 レバー	219.8	175.8	80
牛肉 タン	90.4	72.4	80
鶏肉 手羽	137.5	110.0	80
鶏肉 ササミ	153.9	123.1	80
鶏肉 モモ	122.9	98.3	80
鶏肉 レバー	312.2	249.8	80
羊肉 ラム	93.5	74.8	80
カツオ	211.4	169.1	80(刺身5切)
マグロ	157.4	125.9	80
サワラ	139.3	111.5	80
マダイ	128.9	103.1	80
ヒラメ	133.4	66.7	50(刺身5切)
マアジ	165.3	115.7	70(中1尾150g)
ブリ	120.8	96.7	80
サケ	119.3	95.5	80
スズキ	119.5	95.6	80
マイワシ	210.4	105.2	50(1尾100g)
サンマ	154.9	154.9	100(1尾150g)
カズノコ	21.9	6.6	30(1本)
明太子	159.3	31.9	20(1/4腹)
イクラ	3.7	0.7	20
スルメイカ	186.8	186.8	100(1/2杯強)
タコ	137.3	68.7	50g
大正エビ	273.2	136.6	50(2尾)
ホタテ	76.5	45.9	60
アサリ	145.5	50.9	35(5個)
カキ	184.5	110.7	60(3個)

第13章　生活習慣病と栄養

食品	100g中の総プリン体量 (mg/100g)	1回あたりのプリン体量	
		プリン体(mg)	1回あたりの食品重量(g)
干物 マイワシ	305.7	244.5	80g(2尾)
干物 マアジ	245.8	147.5	60(中1尾90ｇ)
干物 サンマ	208.8	187.9	90(1尾130ｇ)
しらす干し	471.5	9.4	2
カツオブシ	493.3	4.9	1
缶詰 ツナ	116.9	35.1	30
焼きちくわ	47.7	14.3	30

資料：高尿酸血症・痛風の治療ガイドライン第2版(2010)付録(日本痛風・核酸代謝学会ガイドライン改訂委員会・編)より抜粋

高血圧

　血圧は、血液によって血管壁にかかる圧力のことで、血圧が高い状態が続くと動脈硬化を引き起こします。高血圧は、遺伝的要因や喫煙、運動不足、飲酒、ストレス、不眠、肥満が重なっておこりますが、自覚症状がほとんどなく進行するため注意が必要です。

　食事は、ナトリウム(食塩)の摂取を減らすと同時に、ナトリウムの尿中排泄を促すカリウムを多く含む野菜や果物を積極的にとるようにします。また、肥満傾向の場合は、エネルギー摂取量に注意し減量を心がけるようにします。

成人における高血圧の分類(mmHg)

分類	収縮期血圧(最高血圧)		拡張期血圧(最低血圧)
Ⅰ度高血圧	140〜159	かつ/または	90〜99
Ⅱ度高血圧	160〜179	かつ/または	100〜109
Ⅲ度高血圧	≧ 180	かつ/または	≧ 110
収縮期高血圧	≧ 140	かつ	< 90

資料：高血圧治療ガイドライン2014 (日本高血圧学会)

脂肪肝

　肝臓は、栄養素の代謝や解毒など重要な働きを担っており、体のなかで最も大きな臓器です。脂肪肝は、肝細胞内に中性脂肪が溜まりすぎた状態で、肥満、過食、糖尿病、過度な飲酒により起こります。

　食生活は、エネルギー摂取量を抑えること、たんぱく質をしっかりとること、脂質の摂取を減らし、魚などn-3系多価不飽和脂肪酸の摂取量を増やすこと、夕食の過食を避けることなどが大切です。

腎臓病

腎臓は、血液をろ過して老廃物を尿中に排出するほか、体液(水分量、電解質)の調節や血圧の調整に必要なホルモンをつくる働きがあり、高血圧、高血糖、脂質異常などによってもその働きが悪くなります。このため、喫煙、過度な飲酒、運動不足などの生活習慣を改めることも大切です。

動脈硬化性疾患

動脈硬化性疾患とは、動脈硬化を原因として発症する疾患で、狭心症・心筋梗塞などの冠動脈疾患、脳梗塞・脳出血などの脳血管疾患などの病気をいいます。

動脈硬化は、食事、喫煙、運動不足といった生活習慣の乱れやストレス、疲労、加齢、肥満、高血圧、脂質異常症、糖尿病などが重なると発症しやすくなります。

動脈硬化は動脈壁の弾力が失われて硬くなることで、血管の内膜にコレステロールなどが入り込んでプラークが形成されます。動脈硬化が進むと血管の内側が狭くなり血流が悪くなります。

食事は、肥満傾向にある人は、適正体重となるよう摂取エネルギーを適切にすること、食塩摂取量を制限すること、野菜や果物をとること(カリウムの摂取)、コレステロール摂取量を制限すること、大豆製品や魚を多くとること、食物繊維の摂取を増やすことが重要です。ただし、症状により薬を服用している場合は、摂取量に制限がある栄養素もあるため、医師の指示に従うことが大切です。

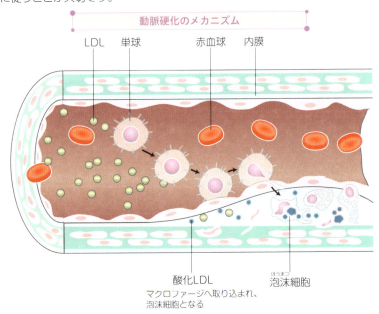

動脈硬化のメカニズム

第13章 生活習慣病と栄養

ストレス回復に有効な主な栄養素とその含有食品

たんぱく質
魚介類・肉類・卵・大豆・牛乳

ビタミンB$_1$
肉類・豆類・穀類

ビタミンC
緑茶（抹茶）・イチゴ・キウイ・オレンジ・緑黄色野菜

ビタミンE
植物油・豆類・緑黄色野菜・魚介類

パントテン酸
レバー・マッシュルーム・酵母・ピーナッツ

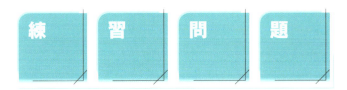

1 メタボリックシンドロームについて、間違っているものは次のうちどれですか。
① 日本におけるメタボリックシンドロームは、内臓脂肪の蓄積に加えて、脂質代謝異常、血圧高値、高血糖のうち、2つ以上の項目にあてはまる場合をいう。
② 内臓脂肪の蓄積は、ウエスト周囲径が、男性90cm、女性85cmを超えているかで診断する。
③ 空腹時高血糖とは、110mg/dL以上をいう。
④ 血圧高値とは、収縮期血圧が130mmHg以上、または拡張期血圧が85mmHg以上のいずれか、または両方にあてはまる場合をいう。

2 糖尿病について、間違っているものは次のうちどれですか。
① 2型糖尿病は、食べ過ぎや運動不足といった生活習慣の乱れが原因で、多くは成人してから発症する。
② 糖尿病についての食事の注意点は、栄養バランスを整えること、急激に血糖値を上げる食べ物や食べ方を避けることが大切である。
③ 日本人と欧米人では、インスリン分泌能力に差はない。
④ 糖尿病の合併症には、糖尿病網膜症、糖尿病腎症、糖尿病神経障害、糖尿病足病変、歯周病などがある。

3 動脈硬化性疾患の予防ガイドラインについて、間違っているものは次のうちどれですか。
① 脂質異常症は、高LDLコレステロール血症、低HDLコレステロール血症、高トリグリセライド(中性脂肪)血症のすべてに該当する場合をいう。
② 高LDLコレステロール血症は、LDLコレステロールが140mg/dL以上の場合をいう。
③ 低HDLコレステロール血症は、HDLコレステロールが40mg/dL未満の場合をいう。
④ 高トリグリセライド血症は、トリグリセライドが150mg/dL以上の場合をいう。

4 脂質異常症について、間違っているものは次のうちどれですか。
① 脂質異常症は、血液中の脂質が基準値を超え、異常な値を示した状態をいう。
② 脂質異常症の多くは、過食、高脂肪食の食べ過ぎ、運動不足や肥満といった生活習慣の乱れから発症する。
③ 脂質異常症が進行すると動脈硬化となり、心筋梗塞や脳梗塞の原因になる。
④ 中性脂肪が高い人は、脂質の摂取は控えるが、砂糖や果物などの摂取は控えなくてよい。

練習問題

5 高尿酸血症に関連する記述について、間違っているものは次のうちどれですか。

① 高尿酸血症の原因となる尿酸はDNAやRNA、ATPなどのエネルギー伝達物質を構成するプリン体の最終代謝産物である。

② 高尿酸血症となった場合には、肥満傾向の人は体重を減らし、プリン体を多く含む食品やアルコールを避け、水を1日2L以上とることが大切である。

③ イクラとアジの干物で100gあたりのプリン体量が、多いのはイクラである。

6 高血圧に関連する記述について、間違っているものは次のうちどれですか。

① 血圧が高い状態が続くと動脈硬化を引き起こすことにつながる。

② 日本人の食事摂取基準2015年版の食塩摂取量の目標量は、成人1日あたり10g未満である。

③ ナトリウムの尿中排泄を促すために、カリウムを含む野菜や果物を積極的にとるようにする。

7 脂肪肝について、間違っているものは次のうちどれですか。

① 飲酒は脂肪肝の原因のひとつではない。

② 脂肪肝の場合は、エネルギーの摂取量を控え、特に夕食の過食を避けることが大切である。

③ 脂肪肝の食事は、たんぱく質をしっかりとること、魚などn-3系多価不飽和脂肪酸をしっかりとることが大切である。

8 動脈硬化について、間違っているものは次のうちどれですか。

① 動脈硬化性疾患とは、動脈硬化を原因として発症する疾患で、狭心症・心筋梗塞などの冠動脈疾患、脳梗塞・脳出血などの脳血管疾患などの病気をいう。

② 動脈硬化は食事、喫煙、運動不足といった生活習慣の乱れやストレスのほか、疲労、加齢、肥満、高血圧、脂質異常症、糖尿病などが重なると発症しやすくなる。

③ 動脈硬化の予防には、野菜や果物をとることが大切で、肥満傾向であってもあまり気にする必要はない。

④ 動脈硬化の予防には、コレステロール摂取量を制限すること、大豆製品や魚をしっかりとることが重要である。

第13章 生活習慣病と栄養

解答

1-②、2-③、3-①、4-④、5-③、6-②、7-①、8-③

181

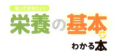
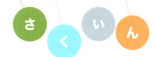

欧文略語　(ABC順)

ALDH2	8
ADP（アデノシン二リン酸）	46
ALDH2遺伝子	8
ATP（アデノシン三リン酸）	46, 47, 136
BMI（ビーエムアイ）	3
CoA（コエンザイムA）	87
DHA（ドコサヘキサエン酸）	62, 68
dL（デシリットル）	174
DNA（デオキシリボ核酸）	4
EPA（エイコサペンタエン酸）	62, 68, 70
GI（グリセミック・インデックス）	173
HDL（高比重リポたんぱく質）	64, 66
HMG-CoA還元酵素	67
kcal（キロカロリー）	136
kJ（キロジュール）	136, 137
LDL（低比重リポたんぱく質）	64, 66
LDL受容体遺伝子	7
METs（メッツ）	138
n-3系（ω3系）	62, 63, 68, 70, 71
n-6系（ω6系）	62, 63, 68, 70, 71
pH（ペーハー）	130
RNA（アールエヌエー）	6
SNP（スニップ）	7
SOD（スーパーオキシドジスムターゼ）	106, 107
TCA回路（クエン酸回路）	46, 47
UCP3（脱共役たんぱく質3）	7
VLDL（超低比重リポたんぱく質）	64, 66
α-アミラーゼ	16, 25
α-カロテン	77, 121
α-リノレン酸	62, 63, 68
γ-カロテン	77, 121
β3アドレナリン受容体遺伝子	7
β-クリプトキサンチン	77
β-グルカン	119
β酸化	65, 66
β-カロテン	77, 121

和文　(五十音順)

亜鉛	3, 5, 99, 106
アガリスク	119
悪性貧血	85
悪玉コレステロール	66
アシドーシス	66
アシルCoA	65
アスタキサンチン	121
アスパラギン酸	119
アセチルCoA	46, 65, 66, 67, 83, 87
アセトアルデヒド脱水素酵素（ALDH）	8
アデノシン三リン酸（ATP）	46, 47
アデノシン二リン酸（ADP）	46
アトウォーター係数	137
アドレナリン	48, 84
アポたんぱく質E遺伝子	7
アミノ酸価	36, 37
アミノ基	7, 35
アミノ酸	18, 20, 22, 24, 35, 38, 39, 48, 88
アミノ酸プール	38
アミノペプチダーゼ	14, 24
アミロース	45
アミロペクチン	45
アラキジン酸	63
アラキドン酸	62, 63, 68
アリイン	118
アリシン	118, 122
アルギン酸	44, 45
アルコール	8, 20, 162
アルコール飲料	150, 174
アルブミン	65
安静時代謝量	138
アントシアニン	118, 120
アンモニア	20, 83
胃	14, 15, 16, 109, 112
胃液	14, 16, 24, 166
イオウ化合物	118, 122
胃がん	103
異形細胞	8
胃酸	14, 16

胃小窩	16
易消化性多糖類	44
異性化酵素	6
イソチオシアネート	118,122
イソフラボン	118,120
イソマルターゼ	14,25
イソロイシン	35,83
一塩基多型	7
一次予防	144,165
一価不飽和脂肪酸	62
胃底	16
遺伝子	4,6,7
遺伝子多型	7
遺伝子発現	6
遺伝情報	4,6,8
イニシエーション	8
イニシエーター	8
イヌリン	122
イノシトール	93
陰イオン	28,130
インスリン	20,38,48,49,50,106,111,150,172
インスリン受容体遺伝子	7
ウェルニッケ・コルサコフ症候群	82
うつ	68
右葉	20,21
運動不足	172,174,177,178
エイコサノイド	70
エイコサペンタエン酸(EPA)	62,68,70
栄養	2
栄養機能食品	153,154
栄養素	2
エストロゲン	8
エネルギー	136
エネルギー産生	51,83,91
エネルギー代謝	92,136
エネルギー比率	52,68,137
エネルギー量	136,137
エマルジョン	26
塩基対	7
塩基配列	4,7
嚥下	14,16,167
エンテロペプチダーゼ	24
嘔吐	79,86,102,103
オキサロ酢酸	46,65,66,89
オクタン酸	63
オリゴ糖	28,44
オリゴペプチド	24,111
オレイン酸	62,63

か

壊血病	3,90
概日リズム	155
海藻類	81
回腸	15,17
解糖系	46,47,86,92
外分泌	17,20
カイロミクロン	26,27,64
カカオマスポリフェノール	120
化学エネルギー	136
化学的消化	14,16
可逆反応	8
核酸	4,34,101,112
拡張期血圧	177
核内受容体	6
過剰症	3,5
可食部	153
加水分解	14
ガストリン	14,16
カゼインホスホペプチド	119,123
下大静脈	22,23
脚気	3,82,83
活性型	24
活性型ビタミンD	78,92,100
活性酸素	8,80,91,107
活動代謝量	138
褐藻類	45,119
カテキン	9,118,120
カテコールアミン	7
カプサイシン	123
カプサンチン	121
ガラクトース	46
カリウム	99,104
カリウムイオン	128
カルシウム	99,100
カルシウムイオン	100
カルシフェロール	78
カルニチン	93
カルボキシ基	35,61,106
カルボキシペプチダーゼ	14,24
カルボン酸	106
カロテノイド	77,121
カロテン	77,121
がん(悪性新生物)	8,9
管腔内消化	22
還元型	90
肝細胞	21,177

183

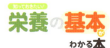

がん細胞	8, 9, 119
緩衝作用	130
肝小葉	20, 21
肝臓	20, 21
含硫アミノ酸	36, 37
機械エネルギー	136
機械的消化	14
基準アミノ酸	37
キシリトール	44
基礎代謝量	45, 138
キトサン	122
機能カルシウム	100
機能性成分	118, 120, 153
機能性表示食品	153, 154
機能鉄	105
キモトリプシノーゲン	24
キモトリプシン	24
吸収上皮細胞	17, 18
吸油率	150
巨赤芽球性貧血	88
キロカロリー	136
キロジュール	136
筋層	16
空腸	15, 17
クエン酸	46, 65
クエン酸回路（TCAサイクル）	46, 66
グリコーゲン	20, 44, 45, 48, 49
グリシニン	119
グリセミック・インデックス	173
グリセロール	26, 60, 65
クリプトキサンチン	78, 121
グルカゴン	20, 48
クルクミン	118, 120
グルコアミラーゼ（マルターゼ）	14, 25
グルコース（ブドウ糖）	18, 20, 23, 25, 119
グルコーストランスポーター4	48
グルコース6-リン酸	46, 47, 48, 51
グルココルチコイド	48
グルコサミン	122
グルコマンナン	44, 45
グルタミン酸	119
くる病	3, 79, 101
グロブリンA	162
クロム	99, 111
クロレラ	81
クロロゲン酸	120
クリシオコール	3
形質	7

傾眠	5
克山病	110
血圧	6, 103, 104, 130, 177
血圧低下	103
血液凝固	81, 100
血漿	61
結腸	19
血糖	39, 45, 46, 49, 50
血糖値	3, 45, 46, 49, 50, 53, 150, 172, 173
欠乏症	3
ケトン体	65, 66
ゲノム	4, 6
ケルセチン	120
減塩	151
健康食品	118, 153
倹約遺伝子	7
高カルシウム血症	5, 79
交感神経	14, 109
口腔	15, 16
高血圧	103, 130, 172
高血糖	144, 166, 172
抗酸化酵素	106, 110
抗酸化作用	77, 80, 83, 90, 118, 119, 167
甲状腺腫	109
甲状腺ホルモン	109
合成酵素	6
酵素	6, 9, 66, 70, 86, 87, 91, 100, 102, 106, 107, 108, 118
構造を構成するたんぱく質	34
酵素たんぱく質	27, 34
高張性脱水	129
口内炎	84
高尿酸血症	174
高比重リポたんぱく質	64, 66
肛門	15, 16, 19
コエンザイムA	87
コエンザイムQ	93
穀類	44, 105, 147, 150
五炭糖	4, 46
骨吸収	92
骨形成	92
骨粗しょう症	3, 79, 100, 102, 165, 167
骨軟化症	79, 101
コバラミン	85
ゴマリグナン	120
コラーゲン	90, 92, 98
コリ回路	51
コリン	93

184

| コレステロール | 23, 46, 53, 60, 61, 64, 66, 67, 174 |
| コンドロイチン硫酸 | 122 |

サーカディアンリズム	155
細胞外液	101, 103, 129, 130
細胞外路	28
細胞内液	98, 101, 103, 129, 130
細胞路	28
サッカリン	8
左葉	20, 21
酸化	78, 80
酸化型	80, 90
酸化還元酵素	6
酸化還元反応	90
三価クロム	111
産褥期	162
酸素	46, 77, 86, 91, 105, 138
酸素必要量	138
三大栄養素	46
ジアシルグリセロール	60
糸球体腎炎	129
シクロアリイン	122
自己消化	24
脂質	26, 60, 61, 64, 68, 71, 137, 139
脂質異常症	3, 7, 165, 174, 178
脂質代謝	85, 87, 108
脂質代謝異常	4, 111, 172
歯周病	173
ジペプチダーゼ	14
ジペプチド	24
脂肪エネルギー比率	68
脂肪肝	177
脂肪細胞	7, 66
脂肪酸	26, 27, 48, 60, 61, 62, 63, 64, 65, 66, 68, 70
脂肪滴	26
ジホモ-γ-リノレン酸	68
シュウ酸	106
収縮期血圧	172, 177
収縮たんぱく質	34
重度栄養失調症	3
十二指腸	17, 18, 26, 28, 67, 106, 107, 108
絨毛	18
重量変化率	153
受精卵	4, 160
受動輸送	28
消化	14

ショウガオール	120
消化管	14, 16, 17, 20, 22
消化管ホルモン	14, 16
消化吸収率	137
消化酵素	17, 18, 20, 28, 44, 53, 128
消化腺	16
脂溶性ビタミン	27, 60, 76
小腸粘膜	24
小腸上皮細胞	25, 27
漿膜	16
静脈血	20
除去付加酵素	6
食事誘発性熱産生	139
食道	15, 16
食物繊維	2, 19, 28, 44, 53, 54
ショ糖	25, 44, 46
初乳	162
自律神経	14
心筋梗塞	4, 174, 178
神経管閉鎖障害	88, 161
神経伝達物質	84
ジンゲロン	120
心臓病	165, 172
腎臓病	178
身体活動	138
身体活動量	145
随意尿	129
推奨量	144
膵液	14, 17, 20, 22, 24, 25, 26
膵臓	16, 20, 49
膵臓がん	8
推定エネルギー必要量	144
推定平均必要量	144
睡眠時無呼吸症候群	5
水溶性食物繊維	29
水溶性ビタミン	22, 23, 27, 82
スーパーオキシドジスムターゼ	106, 107
スクラーゼ	14, 25
スクロース	25, 44, 46
ステアリン酸	63
ステロイド骨格	61
ステロイド化合物	61
ステロイドホルモン	61, 148
ストレス	90, 91, 177, 178, 179
ゼアキサンチン	121
生活活動	2, 138
生活習慣病	3, 7, 155, 160, 165
成乳	162

185

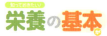

生物学的消化	14
生物時計	155
性ホルモン	61 80
生理活性物質	70
生理的燃焼値	137
セクレチン	14
セサミノール	119 120
セサミン	119 120
セサモール	119
赤血球	65 85 88 105
節約遺伝子	7
セルロース	44
セレン	99 110
前駆体	78
染色体	4
染色体異常	9
善玉菌	28
善玉コレステロール	66
蠕動運動	14 16
組織間液	129
壮年期	165
側鎖	7
咀嚼	14 16
疎水性	61

た

第一次機能	118
第一制限アミノ酸	36
体液	98 101 102 103 128 129
体細胞遺伝子	8
第三次機能	118
代謝	2 38 46 48 65
代謝回転	38 92
代謝水	128
体水分	128
体たんぱく質	38 39 48
大腸	14 15 19
耐糖能	106
体内時計	155
体内リズム	155
第二次機能	118
耐容上限量	144
タウリン	119 123 162
唾液	14 16 22 25
多価不飽和脂肪酸	62
多型	7
脱共役たんぱく質3	7

脱水	129 167
多糖類	119 122 123
多量ミネラル	98
短鎖脂肪酸	22 62
胆汁	17 18 20 67
胆汁酸	26 27 61 67
単純拡散	28
単純たんぱく質	34
炭素鎖	61 62
単糖類	25 44 46
タンニン	121
胆嚢	15 16
たんぱく質	34 35 36 38 39
たんぱく質節約作用	39 52
たんぱく質分解酵素	14 24
チアミン	82
中鎖脂肪酸	22 27
中枢時計	155
中性脂肪	26 60 61 166 174 177
腸肝循環	67
調節たんぱく質	34
超低比重リポたんぱく質	64 66
腸内細菌	14 19 28 120
直腸	15 19
貯蔵たんぱく質	34
貯蔵鉄	105 107
チロシン	90
痛風	5 174
テアフラビン	121
低血糖	45
低張性脱水	129
低ナトリウム血症	103
低比重リポたんぱく質	64 66
デオキシリボ核酸	4
デカン酸	63
デキストリン	25
鉄	3 28 90 99 105 161
鉄欠乏性貧血	105 107 160 161
鉄たんぱく質	105
デヒドロアスコルビン酸	90
テロメラーゼ	9
転移酵素	6
電解質	98 103 128 130
電気エネルギー	136
電子伝達系	46 47 65 92
転写	6
でんぷん	16 25 44 45 46 136
銅	99 107

糖アルコール	29
糖質	44, 45, 46, 50, 51, 52
糖質分解酵素	14
糖新生	46, 47, 48, 51
糖たんぱく質	76
動的平衡	38
糖尿病	3, 172, 173, 177, 178
動物性食品	53, 76
動脈硬化	4, 118, 178
毒素たんぱく質	34
特定保健用食品(トクホ)	153, 154
ドコサヘキサエン酸(DHA)	62, 63, 68
トコフェロール	80
トランスファーRNA	6
トランスフェリン	28, 111
トランスポーター	27, 28
トリアシルグリセロール	26, 27, 48, 49, 60, 64, 65, 92
トリプシノーゲン	24
トリプシン	24
トリプトファン	35, 86
トリペプチド	24
トレオニン	35
トレハロース	44
トロンボキサン	70

な

ナイアシン	86, 87, 92
内臓脂肪	172
内臓脂肪型肥満	3
内分泌	17, 20
ナスニン	121
ナットウキナーゼ	123
ナトリウム	99, 103, 104, 177
ナトリウムイオン	128, 130
難消化性多糖類	44, 53
2型糖尿病	172
二価鉄	28, 105
ニコチンアミド	86
二重らせん構造	4
日周リズム	155
二糖類	25, 44
二分脊椎症	161
日本食品標準成分表	153
日本人の食事摂取基準	144
乳酸	39, 46, 48, 51
乳酸菌	28, 29, 120, 122
乳製品	83, 145, 146, 147, 148

乳糖	25, 44, 46
尿素	52, 137
尿路結石	5
妊娠高血圧症候群	160
妊娠糖尿病	160
ヌクレオチド	4
熱エネルギー	136
熱量	128
熱量計	137
ネフローゼ症候群	129
粘膜	16, 76
脳卒中	4, 165, 172
能動輸送	28, 136
ノンフラボノイド	118

は

廃棄率	153
発がん物質	8
発酵	14, 28, 29, 120
パラアミノ安息香酸	93
バリン	35, 36, 83
パルミチン酸	63
パントテン酸	87, 92
ビオチン	89
皮下脂肪型肥満	3
微絨毛	14, 17, 18, 22, 26
ヒスチジン	35, 36, 37
ヒストン	4
ビタミンE	9, 80
ビタミンA	76
ビタミンK	81
ビタミンK_2	81
ビタミンK_1	81
ビタミンC	90
ビタミンD	78
ビタミンP	93
ビタミンB_{13}	93
ビタミンB_{12}	85
ビタミンB_2	83
ビタミンB_6	84
ビタミンB_1	82
ビタミンU	93
ビタミン様物質	92
必須アミノ酸	35, 36, 83
必須脂肪酸	68
比熱	128
非必須アミノ酸	35

187

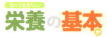

ビフィズス菌	28, 29, 44, 122
非ヘム鉄	105
肥満	3, 7, 8, 155, 160, 164, 165, 166, 172, 174, 177, 178
ピリドキサール	84
ピリドキサールリン酸	84
ピリドキサミン	84
ピリドキシン	84
微量ミネラル	98, 99
ピルビン酸	46, 83
フィードバック調節	67
フェニルアラニン	35
フェリチン	105
フェルラ酸	121
不活性型	24
不可避尿	129
不感蒸泄	129
副交感神経	14
副甲状腺機能の亢進	101
複合たんぱく質	34
副腎皮質ホルモン	61, 87
副腎ホルモン	90
フコイダン	119, 122
フコキサンチン	121
浮腫	129
物理的燃焼値	137
不飽和脂肪酸	61, 62, 63
フラボノイド	118
フリーラジカル	80, 81
プリン体	174, 175, 176, 177
フルクトース	44, 46
プレバイオティクス	29
プロカルボキシペプチダーゼ	24
プロスタサイクリン	70
プロバイオティクス	29
プロビタミンA	77, 91
プロビタミンD	78
プログレッション	8, 9
プロモーション	8
プロモーター	8, 9
分岐鎖アミノ酸	82, 83
分泌型免疫グロブリンA	162
噴門	16
ヘキサン酸	63
ペクチン	44, 45, 123
ヘスペリジン	121
ペプシノーゲン	16, 24
ペプシン	16, 24
ペプチド結合	35
ヘム鉄	105
ヘモグロビン	105
ペラグラ	86
ペントース(五炭糖)リン酸回路	46, 47
防御たんぱく質	34
芳香族アミノ酸	36, 37
飽和脂肪酸	61, 63, 68, 71
保健機能食品	153
補酵素	27, 46, 51, 82, 83, 84, 85, 86, 87, 88, 89, 91, 92, 101, 112
母乳	44, 162, 163
ホモシステイン	88
ポリフェノール	118, 120, 121
ポリペプチド	24
ポンプ熱量計	137
翻訳	6

ま

膜消化	14, 22, 24
膜消化酵素	14, 22, 25
マグネシウム	99, 102
末梢時計	155
マラスムス	3
マルターゼ	14, 25
マルトース	44
マンガン	99, 108
ミオグロビン	105
味覚障害	3
水欠乏型脱水	129
ミセル	26, 27
ミトコンドリア	46, 65
ミリスチン酸	63
ミリストレイン酸	63
ムチン	123
メタボリックシンドローム	3, 172
メチオニン	35, 88
メチル基	61
メッセンジャーRNA	6
メッツ	138
メナキノン類	81
目安量	144
毛細血管	17, 22, 24, 25
目標量	144, 151
モノアシルグリセロール	26, 60, 64
モリブデン	99, 112
門脈	20, 21, 22, 24, 25, 27, 38

や

夜盲症	3, 76
有害菌(悪玉菌)	28
融点	63
幽門腺	16
有用菌(善玉菌)	28
遊離	27
遊離脂肪酸	66
輸送経路	23
輸送たんぱく質	34
陽イオン	28, 130
葉酸	88, 161
ヨウ素	99, 109
溶媒	128, 129
四群点数法	147, 149

ら

ラウリン酸	63
酪酸	63
ラクターゼ	14, 25
ラクトース	25, 44, 46
ラクトフェリン	119, 162
ラブレ菌	122
ランゲルハンス島(膵島)	20
リグナン	119
リコピン	121
リシン	35, 36, 37
リゾチーム	162
リノール酸	62, 63, 68
リパーゼ	26, 27
リボース 5-リン酸	46, 47
リポ酸	93
リポたんぱく質	27, 64
リポたんぱく質リパーゼ	7
リボソームRNA	6
リボフラビン	83
リモネン	123
硫化アリル	118, 122
硫化プロピル	122
リン	101
リン脂質	60, 61, 64, 101, 123
リンパ管	22, 26, 27
リンパ管閉塞	129
ルチン	118, 121
ルテイン	121
ルテオリン	121

ルブネルの係数	137
レシチン	61, 123
レチナール	76
レチノイン酸	76
レチノール	76, 77
レチノール活性当量	77
レニン-アンジオテンシン-アルドステロン系	103
レプチン	7
レプチン受容体遺伝子	7
ロイコトリエン	70
ロイシン	35, 83
老化抑制	118, 153
ロドプシン	76

わ

ワルファリン	81

主な参考文献・参考資料（順不同）

- 「基礎栄養学」改訂第5版 ／ 奥恒行、柴田克己　編（南江堂、2015年）

- 「三訂　基礎栄養学」／ 林淳三　監修（建帛社、2015年）

- 「基礎栄養学」／ 川端輝江　著（アイ・ケイ コーポレーション、2015年）

- 「応用栄養学」改訂第5版 ／ 渡邊令子、伊藤節子、瀧本秀美　編（南江堂、2015年）

- 「新臨床栄養学　栄養ケアマネジメント」／ 本田佳子　編（医歯薬出版株式会社、2016年）

- 「しっかり学べる！栄養学」／ 川端輝江　編（ナツメ社、2015年）

- 「栄養学の基本がわかる事典」／ 川島由起子　監修（西東社、2015年）

- 「キッチン栄養学」／ 宗像伸子　監修（高橋書店、2012年）

- 「女子栄養大学のバランスのよい食事法」／ 香川芳子　監修（女子栄養大学出版部、2016年）

- 「調理のためのベーシックデータ」第4版 ／ 女子栄養大学出版部（2012年）

- 日本人の食事摂取基準2015年版 ／ 菱田明、佐々木敏　編（第一出版、2014年）

- 食品標準成分表2015年版（七訂） ／ 文部科学省（2015年）

著者・監修者略歴

著　者

一般社団法人栄養検定協会

一般の方向けに栄養学を分かりやすく伝えること、検定を実施することで、広く人の健康に貢献することを目的に2013年12月に設立。
これまでに、「四群点数法で簡単！カロリー計算」サイトの作成・運営、企業様向けに1年分の食事メニュー（1日1,600kcal以内等）の開発・撮影、コラム執筆などを行う。
2017年3月より、栄養検定第1回を実施。

監　修（第8章）

宗像　伸子

管理栄養士。東京家政学院大学客員教授
山王病院、半蔵門病院に長年勤務
「ヘルスプランニング・ムナカタ」主宰
1994年（財）国民栄養協会「有本邦太郎賞」を受賞
現在、帝国ホテルクリニック栄養コンサルタント。著書に「メタボリック症候群は野菜パワーで治す」（講談社）、「生活習慣病のメニュー　1200キロカロリーの献立」（NHK出版）、「カラー版　一品料理500選治療食への展開」（医歯薬出版）、「キッチン栄養学」（高橋書店）など。

表紙・巻頭マンガ・挿絵　　あべかよこ
イラスト　　　　　　　　　寺平　京子

知っておきたい！　栄養の基本がわかる本

2016 年 12 月 17 日　初版第 1 刷発行

著　者	一般社団法人栄養検定協会
発行人	松崎恵理
発行所	一般社団法人栄養検定協会
発売所	株式会社出版文化社

〈東京本部〉
〒101-0051 東京都千代田区神田神保町 2-20-2 ワカヤギビル 2 階
TEL：03-3264-8811（代）　FAX：03-3264-8832
〈大阪本部〉
〒541-0056 大阪府大阪市中央区久太郎町 3-4-30 船場グランドビル 8 階
TEL：06-4704-4700（代）　FAX：06-4704-4707
〈受注センター〉
TEL：03-3264-8811　FAX：03-3264-8832
E-mail：book@shuppanbunka.com

印刷・製本　図書印刷株式会社
© Japan Nutrition Testing Association 2016 Printed in Japan
ISBN978-4-88338-611-6　C2077

乱丁・落丁はお取り替えいたします。出版文化社受注センターへご連絡ください。
本書の無断複製・転載を禁じます。許諾については、出版文化社東京本部までお問い合わせください。
定価はカバーに表示してあります。
出版文化社の会社概要および出版目録はウェブサイトで公開しております。
また書籍の注文も承っております。→ http://www.shuppanbunka.com/
郵便振替番号　00150-7-353651